全国高职高专护理类专业"十三五"规划教材

（供护理、助产专业用）

U0267211

护理礼仪与人际沟通

主　编　刘淑霞

副主编　刘鸿慧　赵　嘉　黄安莉　李大立

编　者　（以姓氏笔画为序）

邓小良（益阳医学高等专科学校）

刘淑霞（漯河医学高等专科学校）

刘鸿慧（辽宁医药职业学院）

杨天琼（遵义医药高等专科学校）

李　悦（红河卫生职业学院）

李大立（济南护理职业学院）

李建慧（大兴安岭职业学院）

张　翌（漯河医学高等专科学校）

周雯婷（重庆三峡医药高等专科学校）

赵　嘉（桂林医学院）

黄安莉（安庆医药高等专科学校）

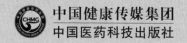

中国健康传媒集团

中国医药科技出版社

内容提要

本教材为"全国高职高专护理类专业'十三五'规划教材"之一，系根据本套教材的编写指导思想和原则要求，结合专业培养目标和本课程的教学目标、内容与任务要求编写而成。本教材具有专业针对性强、紧密结合岗位知识和职业能力要求、理论与临床密切联系、对接护士执业资格考试要求。本教材为书网融合教材，即纸质教材有机融合电子教材，教学配套资源，题库系统，数字化教学服务（在线教学、在线作业、在线考试）。内容主要包括护理礼仪和人际沟通两大部分，其中护理礼仪包括护理礼仪概述、护士仪表礼仪、护士举止礼仪、护士工作礼仪、护士交往礼仪、护士求职礼仪等；人际沟通包括人际沟通概述、护理工作中的关系沟通、护理工作中的语言沟通、护理工作中的非语言沟通、护理工作中与特殊患者的沟通、护患冲突、护理工作中的沟通艺术等；此外还有八个实训项目。

本教材主要供护理类专业师生使用，也可作为临床护士礼仪培训、优化护患关系、自学礼仪知识和沟通技巧的指导与参考教材。

图书在版编目（CIP）数据

护理礼仪与人际沟通/刘淑霞主编．—北京：中国医药科技出版社，2018.8

全国高职高专护理类专业"十三五"规划教材

ISBN 978 - 7 - 5214 - 0146 - 2

Ⅰ．①护…　Ⅱ．①刘…　Ⅲ．①护理—礼仪—高等职业教育—教材　②护理学—人际关系学—高等职业教育—教材　Ⅳ．①R47

中国版本图书馆 CIP 数据核字（2018）第 061495 号

美术编辑	陈君杞
版式设计	麦和文化
出版	**中国健康传媒集团**｜中国医药科技出版社
地址	北京市海淀区文慧园北路甲 22 号
邮编	100082
电话	发行：010 - 62227427　邮购：010 - 62236938
网址	www.cmstp.com
规格	889×1194mm ¹⁄₁₆
印张	12
字数	251 千字
版次	2018 年 8 月第 1 版
印次	2020 年 6 月第 4 次印刷
印刷	北京市密东印刷有限公司
经销	全国各地新华书店
书号	ISBN 978 - 7 - 5214 - 0146 - 2
定价	**30.00 元**

获取新书信息、投稿、为图书纠错，请扫码联系我们。

数字化教材编委会

主　编　刘淑霞

副主编　刘鸿慧　赵　嘉　黄安莉　李大立

编　者　（以姓氏笔画为序）

邓小良（益阳医学高等专科学校）

刘淑霞（漯河医学高等专科学校）

刘鸿慧（辽宁医药职业学院）

杨天琼（遵义医药高等专科学校）

李　悦（红河卫生职业学院）

李大立（济南护理职业学院）

李建慧（大兴安岭职业学院）

张　翌（漯河医学高等专科学校）

周雯婷（重庆三峡医药高等专科学校）

赵　嘉（桂林医学院）

黄安莉（安庆医药高等专科学校）

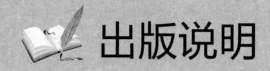

出版说明

　　为贯彻落实国务院办公厅《关于深化医教协同进一步推进医学教育改革与发展的意见》（〔2017〕63号）等有关文件精神，不断推动职业教育教学改革，推进信息技术与医学教育融合，加强医学人才培养，使职业教育切实对接岗位需求，教材内容与形式及呈现方式更加切合现代职业教育需求，培养具有整体护理观的护理人才，在教育部、国家卫生健康委员会、国家药品监督管理局的支持下，在本套教材建设指导委员会和评审委员会顾问、苏州卫生职业学院吕俊峰教授和主任委员、南方医科大学护理学院史瑞芬教授等专家的指导和顶层设计下，中国健康传媒集团·中国医药科技出版社组织全国100余所以高职高专院校及其附属医疗机构为主体的，近300名专家、教师历时近1年精心编撰了"全国高职高专护理类专业'十三五'规划教材"，该套教材即将付梓出版。

　　本套教材先期出版包括护理类专业理论课程主干教材共计27门，主要供全国高职高专护理、助产专业教学使用。同时，针对当前老年护理教学实际需要，我社及时组织《老年护理与保健》《老年中医养生》《现代老年护理技术》三本教材的编写工作，预计年内出版，作为本套护理类专业教材的补充品种。

　　本套教材定位清晰、特色鲜明，主要体现在以下方面。

一、内容精练，专业特色鲜明

　　本套教材的编写，始终满足高职高专护理类专业的培养目标要求，即：公共基础课、医学基础课、临床护理课、人文社科课紧紧围绕专业培养目标要求，教材内容精练、针对性强，具有鲜明的专业特色和高职教育特色。

二、对接岗位，强化能力培养

　　本套教材强化以岗位需求为导向的理实教学，注重理论知识与护理岗位需求相结合，对接职业标准和岗位要求。在教材正文适当插入临床案例（如"故事点睛"或"案例导入"），起到边读边想、边读边悟、边读边练，做到理论与临床护理岗位相结合，强化培养学生临床思维能力和护理操作能力。同时注重护士人文关怀素养的养成，构建"双技能"并重的护理专业教材内容体系；注重吸收临床护理新技术、新方法、新材料，体现教材的先进性。

三、对接护考，满足考试需求

本套教材内容和结构设计，与护士执业资格考试紧密对接，在护士执业资格考试相关课程教材中插入护士执业资格考试"考点提示"，为学生学习和参加护士执业资格考试奠定基础，提升学习效率。

四、书网融合，学习便捷轻松

全套教材为书网融合教材，即纸质教材有机融合数字教材，配套教学资源，题库系统，数字化教学服务。通过"一书一码"的强关联，为读者提供全免费增值服务。按教材封底的提示激活教材后，读者可通过 PC、手机阅读电子教材和配套课程资源（PPT、微课、视频、动画、图片、文本等），并可在线进行同步练习，实时反馈答案和解析。同时，读者也可以直接扫描书中二维码，阅读与教材内容关联的课程资源（"扫码学一学"，轻松学习 PPT 课件；"扫码看一看"，即刻浏览微课、视频等教学资源；"扫码练一练"，随时做题检测学习效果），从而丰富学习体验，使学习更便捷。教师可通过 PC 在线创建课程，与学生互动，开展在线课程内容定制、布置和批改作业、在线组织考试、讨论与答疑等教学活动，学生通过 PC、手机均可实现在线作业、在线考试，提升学习效率，使教与学更轻松。此外，平台尚有数据分析、教学诊断等功能，可为教学研究与管理提供技术和数据支撑。

编写出版本套高质量教材，得到了全国知名专家的精心指导和各有关院校领导与编者的大力支持，在此一并表示衷心感谢。出版发行本套教材，希望受到广大师生欢迎，并在教学中积极使用本套教材和提出宝贵意见，以便修订完善。让我们共同打造精品教材，为促进我国高职高专护理类专业教育教学改革和人才培养做出积极贡献。

中国医药科技出版社

2018 年 5 月

全国高职高专护理类专业"十三五"规划教材

建设指导委员会

委　　员（以姓氏笔画为序）

丁凤云（江苏医药职业学院）

马宁生（金华职业技术学院）

王　玉（山东医学高等专科学校）

王所荣（曲靖医学高等专科学校）

邓　辉（重庆三峡医药高等专科学校）

左凤林（重庆三峡医药高等专科学校）

叶　明（红河卫生职业学院）

叶　玲（益阳医学高等专科学校）

田晓露（红河卫生职业学院）

包再梅（益阳医学高等专科学校）

刘　艳（红河卫生职业学院）

刘　婕（山东医药技师学院）

刘　毅（红河卫生职业学院）

刘亚莉（辽宁医药职业学院）

刘俊香（重庆三峡医药高等专科学校）

刘淑霞（山东医学高等专科学校）

孙志军（山东医学高等专科学校）

杨　铤（江苏护理职业学院）

杨小玉（天津医学高等专科学校）

杨朝晔（江苏医药职业学院）

李镇麟（益阳医学高等专科学校）

何曙芝（江苏医药职业学院）

宋光熠（辽宁医药职业学院）

宋思源（楚雄医药高等专科学校）

张　庆（济南护理职业学院）

张义伟（宁夏医科大学）

张亚光（河南医学高等专科学校）

张向阳（济宁医学院）

张绍异（重庆医药高等专科学校）

张春强（长沙卫生职业学院）

易淑明（益阳医学高等专科学校）

罗仕蓉（遵义医药高等专科学校）

周良燕（雅安职业技术学院）

柳韦华（泰山医学院）

贾　平（益阳医学高等专科学校）

晏廷亮（曲靖医学高等专科学校）

高国丽（辽宁医药职业学院）

郭　宏（沈阳医学院）

郭梦安（益阳医学高等专科学校）

谈永进（安庆医药高等专科学校）

常陆林（广东江门中医药职业学院）

黄　萍（四川护理职业学院）

曹　旭（长沙卫生职业学院）

蒋　莉（重庆医药高等专科学校）

韩　慧（郑州大学）

傅学红（益阳医学高等专科学校）

蔡晓红（遵义医药高等专科学校）

谭　严（重庆三峡医药高等专科学校）

谭　毅（山东医学高等专科学校）

随着护理学科的发展，护理学现已成为一门帮助人们保持健康和恢复健康的独立学科。要求护士不仅要有扎实的理论基础、娴熟的操作技能、准确的判断分析能力，还要具有良好的礼仪素质和沟通能力，更好地为患者提供心理、生理、社会和文化的全面照顾，以适应社会进步和现代护理模式转变的需要。

《护理礼仪与人际沟通》是高等职业教育护理类专业的一门专业基础课，是一门融护理礼仪、护理美学、人际沟通、人际关系学等多学科为一体的课程，也是实践性很强的一门课程，能够帮助学生在护理实践中提升道德礼仪修养、充实礼仪知识和规范护士职业礼仪，形成主动与人交往的理念，采用合适的沟通方法，搭建和谐的人际关系，提高职业综合能力。

本教材分"护理礼仪"与"人际沟通"上、下两篇。上篇"护理礼仪"共分六章，包括护理礼仪概述、护士仪表礼仪、护士举止礼仪、护士工作礼仪、护士交往礼仪、护士求职礼仪；下篇"人际沟通"共分七章，包括人际沟通概述、护理工作中的关系沟通、护理工作中的语言沟通、护理工作中的非语言沟通、护理工作中与特殊患者的沟通、护患冲突、护理工作中的沟通艺术。

本教材的科学性、创新性、先进性和实用性主要体现在三个方面。①可读性强，教材内容注重与学生和护士日常行为紧密联系，以体现教材内容的实用性，同时提高学生的学习兴趣。②遵守循序渐进的学习规律，由工作礼仪到涉外礼仪、由沟通理论到护理工作中的沟通技巧等，由浅到深、由易到难。③每章前有学习目标，后有小结提炼本章内容的要点，便于学生抓住学习重点；"实训项目"为教学提供了较好的演练方法。本教材为书网融合教材，即纸质教材有机融合电子教材，教学配套资源，题库系统，数字化教学服务（在线教学、在线作业、在线考试）。

本教材采取分工编写、交叉审定、主编把关的原则。在编写过程中，得到了各位编委和编委所在单位领导的大力支持，在此，真诚感谢所有在教材编写过程中给予帮助和支持的朋友。

由于编者的专业能力和学术水平有限，书中若有疏漏和不足之处，恳请专家、同行和广大师生谅解并惠予指正。

编　者
2018 年 3 月

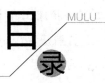

上篇　护理礼仪

下篇　人际沟通

| 上 篇 |
护理礼仪

第一章 护理礼仪概述

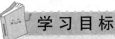

学习目标

1. **掌握** 礼仪的基本概念、特点、作用和原则。
2. **熟悉** 护理礼仪的概念和特征。
3. **了解** 礼仪起源与发展；学习护理礼仪的意义及学习方法。
4. 具有学习护理礼仪的自觉性，树立良好的职业形象。

故事点睛

旁白："曾子避席"源自《孝经》，是一个非常著名的故事。曾子是孔子的弟子，有一次他在孔子身边侍坐，孔子就问他："以前的圣贤之王有至高无上的德行，精要奥妙的理论，用来教导天下之人，人们就能和睦相处，君王和臣下之间也没有不满，你知道它们是什么吗？"曾子听了，明白老师孔子是要指点他最深刻的道理，于是立刻从坐着的席子上站起来，走到席子外面，恭恭敬敬地回答道："我不够聪明，哪里能知道，还请老师把这些道理教给我。"

人物：由两名学生分别担任故事人物，进行模拟表演。

请问：

1. 曾子为什么要"避席"？
2. 生活中的小事需要讲礼仪吗？

随着社会的发展，人们的交往日益增多，礼仪在人们的生活、工作和学习中具有越来越重要的作用。礼仪不仅可以约束人们的行为，更是一个人教养、风度、魅力的综合体现。我国素以"礼仪之邦""文明古国"著称于世，重礼仪、守礼法、行礼教是中华民族世代相传的优秀传统。

礼仪必须通过学习、培养和训练，才能成为人们的行为习惯。讲"礼"重"仪"可以树立自身形象，赢得别人和社会的尊重，是事业获得成功的重要条件。随着时代的发展，各行各业都注重行业礼仪文化的建设。为进一步提高护理的服务质量，必须加强护理人员护理礼仪的学习，提高护士的综合素养。

第一节 礼仪概述

一、我国礼仪的起源与发展

（一）礼仪的起源

1. 产生于原始宗教的祭祀活动 在原始社会，由于生产力水平极其低下，人类认识世

扫码"学一学"

界的能力非常有限，无法对自然现象做出科学解释，也不能掌握和利用自然规律，所以对自然产生恐惧感和崇拜感，形成人类早期的宗教和祭祀活动。伴随祭祀活动的逐步完善，产生了供奉神灵的规范、制度和仪式。另外，从"禮"的造字结构可以看出，禮的本意是敬奉神明，禮字左边是"示"字，与祭祀有关；右边是一个"豐"字，为祭祀的容器，可见礼字与祭祀活动的关系密切。

2. 产生于人类维系生存发展的需要　在原始社会，人类为了生存和发展与大自然抗争，以群居的形式相互依存、相互依赖，又相互制约。人们共同采集、狩猎、饮食，这些活动形成了习惯性的语言和动作，成为人们日常交往的习俗，逐渐形成了统一的形式，就成了"礼"。部族内男女有别，老少有异，需要所有成员共同认定、保护和维护，就形成了人伦秩序的"礼"。不同部族之间在交往的过程中会有冲突，为求得彼此间的信任、谅解和协作，而经常使用一些语言、表情、体态等，逐渐形成人们对外交往的"礼"。无论是部族内还是部族外，人与人之间难免会发生矛盾，为了避免这些矛盾和冲突，逐步积累和自然约定出一系列的人伦和社会秩序，即"止欲制乱"而制礼。与现代社会相比，原始社会人类生活非常简单，由此产生的礼仪也相对单纯，但人类社会的各种基本关系已经产生，各种礼仪均已萌芽。

（二）礼仪的发展

1. 礼仪的起源阶段　夏朝以前（公元前21世纪前），就出现了早期礼仪的萌芽。原始社会的礼仪较为简单和虔诚，不具有阶级性。内容包括祭天敬神的祭典仪式、区别部族内部尊卑等级的礼制、明确血缘关系的婚嫁礼仪，以及人们的相互交往中表示礼节和恭敬的动作。

2. 古代礼仪的成熟阶段　夏、商、西周三代（公元前21世纪～前771年），是我国古代礼仪的成熟时期。早在公元前两千多年的夏代，我国的文明程度已很发达，至商代已十分讲究礼仪，制礼则始于殷而成于周。在这个阶段，礼被打上了阶级的烙印，历史上第一次形成了比较完整的国家礼仪与制度。人类进入奴隶社会，统治阶级为了维护自身利益，制定了一系列国家礼仪制度，约束被统治阶级的行为，进一步巩固自身的统治地位。"五礼"就是一整套涉及社会生活各方面的礼仪规范和行为标准。我国历史上最早记载"礼"的文字材料，最具有代表性的是被称为"三礼"的《周礼》《仪礼》《礼记》，是西周时代由周公主持制定的论礼专著。内容包括各阶层生活习惯、教育原理、儒家政治及伦理等，偏重对礼各分支做理论说明。"三礼"的出现，标志着我国古代礼仪进入了一个成熟时期。

3. 古代礼仪的变革时期　春秋战国时期（公元前771年～前221年），是我国奴隶社会向封建社会转型的时期，是古代礼仪的变革时期。此期，以孔子、孟子、荀子等为代表的诸子百家发展并革新了礼仪理论，对礼的起源、本质与功能进行了系统的研究和阐述。

孔子作为儒家学派的创始人，对礼仪非常重视，把"礼"看成是治国、安邦、平定天下的基础。为推行他的"礼治"主张不辞辛劳，奔波一生。他认为"不学礼，无以立"，主张礼是人们言行标准的基本准则，是治国安邦的基本法度，要求人们用礼的规范来约束自己的行为，要做到"非礼勿视，非礼勿听，非礼勿言，非礼勿动"；倡导"仁者爱人"，强调人与人之间要有同情心，要相互关心，彼此尊重。

孟子继承和发展了孔子的"礼治"理论，提出"仁政"学说。主张"以德服人""舍生取义"，讲究"修身养性"，培养"浩然正气"。孟子认为人要主观反省自己，尽可能减少自己的各种欲望，才能达到礼的标准。

荀子主张"隆礼""重法"，提倡礼法并重。把"礼"作为人生哲学思想的核心，是做人的根本目的和最高理想。认为"礼"是目标、理想及行为过程。"人无礼则不生，事无礼则不成，国无礼则不宁"，进一步指出了礼仪在治国安邦中的重要性。

4. 封建礼仪的强化时期 秦汉到清末（公元前221年~公元1911年）是封建礼仪的强化时期。形成于秦汉，各个朝代均有发展，到清末封建礼仪日渐衰落。在长达两千多年的封建社会里，尽管不同的朝代具有不同的政治、经济、文化特征，但礼仪文化确有一个共同点，一直为统治阶级所利用，是维护封建社会等级秩序的工具。

西汉的董仲舒提出了"三纲五常"。三纲：即君为臣纲、父为子纲、夫为妻纲；五常：即仁、义、礼、智、信。并提出父慈子孝、夫唱妇随、兄友弟恭等一系列道德规则，成为当时封建社会约束人们行为、维护封建统治的强有力的武器。到了唐代，社会昌盛，礼仪也有改革和发展，但仍基本沿袭旧礼。宋代封建社会礼仪最盛行，对女性提出了"三从四德"。三从：即未嫁从父、既嫁从夫、夫死从子；四德：即妇德、妇言、妇容、妇功。清末民国时期，西方文化涌入中国，民主、平等、自由等观念和与其相适应的礼仪标准得到传播和推广。

5. 现代礼仪的阶段 现代礼仪始于五四运动，是在反帝、反封建的基础上兴起的。辛亥革命以后，受西方资产阶级"自由、平等、民主、博爱"等思想的影响，中国的传统礼仪受到了强烈的冲击。五四运动对腐朽、落后的礼教进行了清算，那些繁文缛节的礼节如维护尊卑、跪拜、缠足等遭到了摒弃，符合时代要求的礼仪被继承、完善、流传，同时也接受了一些国际上通用的礼仪形式。

新中国成立后，逐渐确立以平等相处、相互帮助、友好往来、团结友爱为主要原则的社会人际关系。改革开放以来，随着中国与世界各国的交往日趋频繁，西方一些先进的礼仪、礼节陆续传入我国，同我国的传统礼仪共同融入社会生活的各个

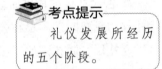
考点提示

礼仪发展所经历的五个阶段。

方面，组成了社会主义礼仪的基本框架。各种礼仪从内容到形式都在不断变革，现代礼仪进入了全新的发展时期。各行各业的礼仪规范纷纷出台，礼仪书籍大量出版，礼仪讲座、礼仪培训日趋红火，人们学习礼仪知识的热情空前高涨，讲文明、讲礼貌蔚然成风。随着社会科技进步发展和国际交往的增多，人们思想不断地变化更新，礼仪也必将得到新的发展和完善。

二、礼仪的概念和分类

（一）礼仪的基本概念

礼仪是人们在人际交往中普遍遵循的以建立和谐关系为目的的文明行为准则和规范。是对礼貌、礼节、仪表、仪式等具体形式的统称。对个人，礼仪是一个人的思想道德水平、文化修养、交际能力的外在表现。对社会，礼仪是国家社会文明程度、道德风尚和生活习俗的反映。

礼仪由主体、客体、媒体和环境四要素组成。以护理工作礼仪为例：护士是主体；患者、患者家属及相关人群是客体；礼仪活动所依托的语言、动作、鲜花、贺礼、聚会、庆典是媒体；礼仪活动得以进行的时间、地点是礼仪环境，礼仪环境包括自然与社会环境。

1. 礼貌　是人们在人际交往中通过语言、动作、表情表示出对他人的友好与尊重。礼貌是通过具体的小事体现出来，是一个人品质与素养的主要表现。礼仪无处不在，细节决定成败，一个微小的动作，一句不经意间的话语都可以反映出一个人的内在修养。简单的问候、会心的微笑，这些都是礼貌的行为体现。

2. 礼节　人们通过各种形式表达出对人的尊重，有动作形式和语言形式。如握手、鞠躬是动作形式；问候、道谢、祝贺等是语言形式。

3. 仪表　指人们的外表，包括一个人的容貌、服饰、仪态。仪表反映一个人的修养、性格等特征，是个人内在素质的外在表现。端庄大方得体的仪表不仅是对他人的尊重，也体现出一个人的精神面貌。

4. 仪式　是指举行典礼的程序、形式，有专门的程序化活动，用于庄重的场合表示敬重或隆重。如颁奖仪式、各项活动开幕式或闭幕式、鸣礼炮、献花等。

（二）礼仪的分类

根据礼仪适用的对象、场合和范围的不同，分为日常交往礼仪、职业礼仪、社交礼仪、和涉外礼仪。

1. 日常交往礼仪　包括个人礼仪、家庭礼仪、出行礼仪等，日常交往礼仪趋于简约得体。一个人在日常生活中是否注重礼貌礼节，体现他的生活态度和基本素质。如与朋友相处注重礼貌、礼节，可使友谊地久天长；为客人创造一个整洁、舒适的环境，让客人体会到主人的热情与细心，都是礼仪的具体体现。

2. 职业礼仪　指人们在工作岗位上应当遵从的言行准则。

（1）政务礼仪　指国家公务员在日常公务活动中应遵从的礼仪规范。如求职礼仪、办公室礼仪、会议礼仪、公文礼仪等。

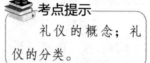

考点提示

礼仪的概念；礼仪的分类。

（2）商务礼仪　指从事商务活动时人们应遵守的礼仪规范。如洽谈礼仪、商业礼仪、柜台礼仪、商务仪表礼仪等。

（3）服务礼仪　指从事服务行业的人员在自己工作岗位上应遵守的行为规范。如服务人员仪表、仪态、姿态和语言等。

3. 社交礼仪　指社会各界人士在一般交际应酬中所应当遵守的礼仪。如握手礼仪、介绍礼仪、递接名片礼仪、餐饮礼仪等。

4. 涉外礼仪　指人们在同外籍人士交往中应遵循的礼仪。涉外礼仪中，要不卑不亢地尊重他国的礼仪风俗，要表现本民族特有的礼仪风貌和体现国家一贯奉行的政策。如服装服饰礼仪、餐饮礼仪、赠送礼仪等。

知 识 拓 展

东西方礼仪的差异

东方礼仪主要指以中国、日本、朝鲜、泰国、新加坡等为代表的亚洲国家所具有东方民族特点的文化。西方礼仪主要指流传于欧洲、北美洲各国的礼仪文化。

1. 表达方面　东方礼仪以让为先，含蓄而谦逊；西方礼仪强调率真、坦诚。

2. 对待血缘亲情方面　东方人非常重视家族和血缘关系，人际关系中最稳定的是血缘关系；西方人独立意识强，他们将责任、义务分得很清楚。

3. 礼品馈赠方面　东方人将礼作为人际交往的媒介和桥梁，讲究礼数，重视礼尚往来；西方礼仪强调交际务实，反对过分客套，一般不轻易送礼给别人。

4. 对待"年资"的态度　东方礼仪是长者、尊者优先，讲究论资排辈；西方人独立意识强，崇尚自由平等。

5. 对待隐私权方面　东方人注重共性拥有，强调群体及人际关系和谐，邻里间相互关心、嘘寒问暖，富有人情味；西方礼仪强调个人拥有自由，尊重个人隐私，与西方人交谈要避免问及年龄、婚否、收入、住址、经历、工作、信仰。

三、礼仪的特点和原则

（一）礼仪的特点

1. 规范性　是礼仪最重要的特点。礼仪是人们在交往过程中约定俗成的行为规范和准则，是长期以来逐渐形成而被社会认可的行为规范，约束着人们在交际场合的言谈举止。礼仪虽没有法律的强制力，但在人们生活中具有无形的约束力，使人们自觉地遵守它。遵循礼仪规范，就会得到社会的认可；违反礼仪规范，就会招致反感、受到批评、处处碰壁。即"有礼走遍天下，无礼寸步难行"。

2. 针对性　主要适用于需要以礼相待的交际场合，适用于特殊情况的人际交往与应酬。在某些特定场合，礼仪行之有效，并且发挥了很好的作用；离开了这个特定场合，礼仪则未必适用，所以当所处的场合不同时，所应用的礼仪也会随之变化。

3. 差异性　礼仪是人类在历史发展过程中逐步形成的一种文化，不同国家、不同地区和不同民族，由于习俗、宗教信仰、地理环境等因素的影响，有着不同的礼仪发展历史，形成了不同的礼仪，其规范及表达方式也不同，即"十里不同风，百里不同俗"。这就需要加强了解，尊重差异，不可唯我独尊，我行我素。

4. 实践性　礼仪表现的是待人的诚意，重在实践。应当怎样表现，不应当怎样表现，礼仪都有切实可行的具体操作方法。人们必须将礼仪原则、规范等积极地应用于实践，才能不断提高礼仪水平，做到"言之有物""行之有礼"，达到学以致用。

5. 继承性　礼仪一旦形成后就会达成共识，被人们所认同，随时间的推移而沿袭下来，世代相传，具有继承性，对流传下来的礼仪规范应取其精华、去其糟粕。

6. 发展性　礼仪不是一成不变的，随着时代的发展，不同国家、地区、民族之间的交往日益密切，适应社会的礼仪会迎合时代的需求，相互影响和相互发展。

7. 共同性　礼仪作为社会规范已跨越国家和民族的界限，成为调整社会成员在社会生活中相互关系的行为准则。不同国家、不同民族对于礼仪内容理解不同、重视程度不同、反映形式不同，但对礼仪的需要却是共同的，礼仪无处不在。

（二）礼仪的原则

1. 遵守　在社会交往中，不论身份高低、职位大小、财富多寡，都必须遵守礼仪规则，以礼仪规范自己的言行举止。遵守言行规范，才能赢得他人的尊重，否则就会受到大家的指责，交际就会失败。

2. 自律　自律就是自我约束、控制、反省，按照礼仪规范严格要求自己。礼仪不同于法律，它是通过社会舆论和公众监督来规范人的行为，让人们自我克制、自觉按礼仪的规范去做。

3. 敬人　"礼者，敬人也"，不可失敬于人，不可伤害他人的尊严，更不能侮辱他人的人格。在人际交往中，与交往对象友好相待，互敬互爱，和睦共处，只有重视、尊重对方，才能得到他人的尊重。

4. 宽容　指人们在交往中，不仅要严于律己，更要宽以待人，宽以待人可化解生活中很多的人际冲突。由于每个人的思想、品格及认知能力的不同，我们不能用一个标准去要求所有与我们交往的人，要从交往对象的角度考虑问题，多容忍他人、体谅他人和理解他人。

5. 平等　平等是礼仪的核心，对任何交往对象都必须一视同仁、给予同等礼遇。无论交往对象的年龄、性别、种族、信仰、职业、身份、地位、财富等如何，都应同等对待，不可厚此薄彼、区别对待。

6. 从俗　是指在人际交往中要尊重对方的习俗，由于国情、民族、文化背景的不同，礼仪风俗存在差异，要入乡随俗，与绝大多数人保持一致，不要妄自尊大、自以为是，随意批评或否定他人。

7. 真诚　真诚是人与人相处的基本态度，在社会交往中务必做到以诚待人、诚实守信、表里如一、言行一致。如果在交际中缺乏真诚、口是心非、阳奉阴违，即使在交往过程中礼仪做得无可指责，也得不到他人的尊重和信任，使交际难以成功。

8. 适度　在人际交往中，要注意把握分寸和技巧，做到恰如其分，因人、因事、因时、因地恰当处理。与人交往要情感适度，热情大方而不轻浮诮谀；谈吐要适度，坦率真诚而不言过其实；举止要适度，优雅得体而不夸张造作。

> **考点提示**
> 礼仪的特点和原则。

四、礼仪的作用

1. 塑造形象　礼仪是塑造形象的重要手段，在社交活动中，讲究礼仪的个人，言谈会变得文明，举止会变得高雅，穿着会变得大方，行为会变得美好，讲究礼仪可以使人充满魅力，广交朋友。单位或企业讲究礼仪，可以在公众心目中塑造良好的社会形象，在激烈的市场竞争中，获得好的社会效益和经济效益。

2. 维护　礼仪一经制定和推行，便成为社会的习俗和行为规范。生活中的每个人，都自觉或不自觉地受到该礼仪的约束而遵守礼仪。自觉接受礼仪约束的人是"成熟"的标志，不遵守礼仪规范，社会就会以道德和舆论的手段来对其加以约束，如通过家族、亲友、邻居、社会的舆论监督和"道德法庭"的审判，使其良心受到谴责，唤起其良知规范其行为，迫使人们遵守它，从而营造和谐、融洽、美好的社会氛围。

3. 教育　礼仪蕴含着丰富的文化内涵，对每个人都有教化作用，潜移默化地净化人的心灵，陶冶人的情操，提高人的品位。礼仪通过榜样、示范、评价、劝阻等教育形式纠正人们不良行为习惯。遵守礼仪原则的人，起着榜样的作用，无声地影响和教育着周围的人们。讲礼仪的人，会心胸豁达、谦虚诚恳、乐于助人、遵守纪律；在礼的熏陶教育下，不断提高修养，扬长避短，成为一个道德高尚的人。

4. 沟通　礼仪是一种信息性很强的行为，每一种礼仪行为都表达一种甚至多种信息。热情的问候、亲切的微笑、友善的目光、文雅的谈吐、得体的举止，能加强人们的沟通欲望，彼此建立起好感和信任，可促使交流的成功和范围的扩大，有助于事业的发展。

5. 调节　礼仪是社会活动中的润滑剂，尊重可以使对方在心理需要上感到满足、愉悦而产生好感和信任，可调节人们的人际关系。某些礼仪的形式和活动可以联络感情、协调关系，使一切不愉快烟消云散、冰消雪融，从而化解矛盾。

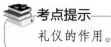

考点提示

礼仪的作用。

扫码"学一学"

第二节　护理礼仪

一、护理礼仪的概念

护理礼仪是护士在本质工作岗位上向患者提供护理服务时必须严格遵守的行为规范和准则。护理礼仪属于职业礼仪范畴，是对护士群体职业道德的具体要求。是护士与患者及家属、医护人员以及其他人员之间相互沟通的重要规范。护理礼仪要求护士仪表端庄、举止文明、语言态度和蔼、操作技术娴熟准确，服务主动周到、工作作风认真严谨。

二、护理礼仪的特征

1. 规范性　指护理职业标准和行为规范必须统一。如护士着装应统一，符合职业特点，淡妆上岗，精神饱满。

2. 强制性　指护士在工作过程中必须应用和遵守护理礼仪。护士实施的每一项操作，有一套科学而完整的流程，具有严格的操作规范，是在相关法律、法规的基础上制定的，不是随心所欲完成的。护理人员对患者提供的护理服务，很多是一系列的专业性的护理操作技术，如注射、发药、灌肠、导尿、插胃管等。在为患者进行操作的同时，规定了专业的行为和语言，护士必须应用和遵守。

3. 可行性　护理礼仪，规定了护士在护理活动中的言谈举止，切实可行，易于学习和掌握，可广泛应用于日常护理活动中。

三、学习护理礼仪的意义

1. 塑造良好的职业形象，提高护理质量　护士礼仪使护理人员更具有责任心和自信心，可以减少差错事故的发生。护士以端庄的仪表、亲切的语言、和蔼的态度，创造了一个温馨、健康向上的治疗环境，使患者在心理上得到平衡和稳定，强化了护理行为效果，塑造了良好的职业形象，促进了护理质量的提高。

2. 增进护患关系，营造和谐环境　护士礼仪有利于提高护理人员整体素质，护理人员在工作中规范的行为，满足了患者的心理需求，能赢得患者的信任，即使工作中有一些小的疏忽，也会得到患者的谅解。护理礼仪增进了医患关系，营造了和谐的环境。

3. 是医院文化建设的重要组成部分，有利于提高医院的社会形象　随着医疗服务市场的竞争日趋激烈，医院要赢得市场不仅需要过硬的医疗技术水平，非技术服务也已成为影响医院在社会公众中整体形象的关键要素，礼仪已成为代表医院文化、促进医院文化建设的重要组成部分，良好的护士群体形象直接显示医院的服务水平，可提升医院的整体形象，增强医院的竞争力。

四、学习护理礼仪的方法

1. 提高个人的自身道德修养　礼仪是社会道德的一种载体，良好的道德品质本身就是一种魅力。有德才会有礼，无德就会无礼，学礼必先修德。因此，护士只有加强个人的道德修养，才能树立高尚的职业道德。

2. 提升文化知识素养　学习护理礼仪不仅是单纯的动作示范、姿势的训练及语言的规范，而是必须以良好的综合素质为基础。只有具有广博的文化知识，才能深刻理解护理礼仪的原则和规范，才能在不同的场合自如地运用礼仪，成为受欢迎的人。

3. 联系实际　护理礼仪是一门应用学科，学习护理礼仪不仅要掌握护理礼仪的知识和规范，更要把这些知识和规范运用到自己的生活、学习和工作中，时刻以这些规范来要求自己，使自己的思想、行为与护理礼仪要求保持一致。

4. 自我监督　学习礼仪，也应该像古人一样注意反躬自省，做到慎独与反思，及时发现自己的不足，不断改进，持之以恒，将学习、应用护理礼仪真正地变为个人的自觉行为和习惯。护士学习礼仪知识，不仅是当今时代的呼唤，也是护理专业发展的需要。

本章小结

本章我们学习了我国礼仪的起源与发展，礼仪的概念和分类、特点和原则、作用，护理礼仪的概念、特征以及学习护理礼仪的意义和方法。礼仪在人们的生活、工作和学习中具有越来越重要的作用，礼仪不仅可以约束人们的行为，更是一个人教养、风度、魅力的综合体现，礼仪可提高个人自身修养，美化自身和生活，可建立和谐的人际关系，推进社会主义精神文明建设。护理礼仪作为护理工作内在的品质和灵魂，在护理教育中越来越受到重视，要学好礼仪、用好礼仪，这样才能提高护理人员整体素质，满足患者心理需求，提高护理质量，维护白衣天使的良好职业形象和荣誉。

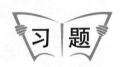

习 题

一、选择题

【A1/A2 型题】

1. 我国现代礼仪开始于

 A. 洋务运动　　B. 义和团运动　　C. 五四运动　　D. 太平天国运动　E. 鸦片战争

2. 在中国漫长的封建历史时期，三纲、五常的提出者是

 A. 老子　　　　B. 董仲舒　　　C. 孟子　　　　D. 王阳明　　　E. 战国时期

3. "十里不同风，百里不同俗"反映的是礼仪的哪个特点

 A. 时代性　　　B. 规律性　　　C. 差异性　　　D. 操作性　　　E. 变异性

4. "己所不欲，勿施于人"其内涵为礼仪的

 A. 遵守原则　　B. 宽容原则　　C. 从俗原则　　D. 真诚原则　　E. 敬人原则

5. 爱人者，人恒爱之；敬人者，人恒敬之。其内涵为礼仪的

 A. 遵守原则　　B. 自律原则　　C. 从俗原则　　D. 真诚原则　　E. 敬人原则

6. 人人生而平等，其内涵为礼仪的

A. 遵守原则　　B. 自律原则　　C. 从俗原则　　D. 真诚原则　　E. 敬人原则

7. 人们在社会交往中由于受到历史传统、风俗习惯、宗教信仰、时代潮流等因素的影响而形成，既为人们所认同，又被人们所遵守的是

A. 礼貌　　　B. 礼仪　　　C. 仪表　　　D. 礼节　　　E. 仪式

8. 护士小李是一名在校学生，在上护理实训课时将护士帽戴反、口罩戴在下颌处，引来同学阵阵嬉笑声，这件事告诉我们在学习和生活中一定要注重的自己

A. 礼节　　　B. 礼貌　　　C. 仪表　　　D. 举止　　　E. 礼仪

9. 护士小王在做晨间护理时，都会主动向患者问好，关心患者病情变化，给予安慰和指导，这是体现了礼仪中的

A. 礼节　　　B. 礼貌　　　C. 仪式　　　D. 仪表　　　E. 形式

10. 小张一直在门诊从事导诊工作，工作中始终保持着标准的站姿，耐心向前来咨询的患者解答，这体现了护理礼仪的什么特征

A. 规范性　　B. 强制性　　C. 综合性　　D. 平等性　　E. 可行性

二、思考题

护士小张，刚护校毕业，在内科病房工作，工作期间关心患者的疾苦，对于每一位患者及家属提出的问题，总是一视同仁，耐心地解答，总是及时地为患者提供治疗帮助，受到患者及家属的好评。

1. 请问小张符合护士礼仪规范吗？护理礼仪的概念和特征是什么？

2. 你认为礼仪对护士的职业具有哪些作用？礼仪的特点和原则有哪些？

（杨天琼）

扫码"练一练"

第二章　护士仪表礼仪

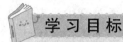

学习目标

1. **掌握**　护士职业发型要求、化妆的原则、护士工作中着装的原则和具体要求。
2. **熟悉**　仪容礼仪和服饰礼仪的基本原则。
3. **了解**　护士化妆的基本步骤、方法和护士服装的功能。
4. 具备护士工作中职业发型的整理、化妆的基本技巧及工作着装的能力。
5. 在护理工作中自觉履行护士的仪表礼仪，树立良好的职业形象。

故事点睛

旁白：护理学院的学生小王，第一天走上实习工作岗位，为了给同事和患者留下美好的第一印象，上班前她特意画了精致的淡妆，把长长的披肩发扎成高高的马尾，戴了一对漂亮的耳环，到了病房后她穿上崭新的护士服，没有戴护士帽就来到护士站，见到护士长主动热情问好，护士长看见小王却微微皱起了眉头。

人物：由两名学生分别担任故事人物，进行即兴表演。

请问：

1. 护士长对小王为什么不满意？
2. 小王怎样做才符合护士仪表礼仪的规范？

仪表是指人的外表，包括人的仪容、服饰、姿态、风度等方面，是一个人精神面貌和内在素质的外在表现，也反映了一个人的道德修养、文化修养、审美情趣及社会地位等。随着系统化整体护理在临床实践中的应用和发展，护理人员除了要拥有丰富的专业理论知识和熟练的操作技能，还应具有良好的仪容仪表及专业形象。护理人员端庄、文雅、自然、大方的仪表，体现了对他人、对自己的尊重；亲切、温和、仁爱的"白衣天使"的美好形象，给患者以美的感受，对促进患者身心健康，进一步提高护理质量具有重要意义。在护理工作中，护士的仪表更是影响着患者对护士乃至医院的整体评价。因此，护士仪表礼仪是每个护理人员应该关注的重点。护士仪容礼仪是仪表礼仪的重要内容。

第一节　护士仪容礼仪

一、仪容礼仪的基本原则

仪容，通常是指人的外观、外貌，主要是指人的容貌，包括头部和面部，是仪表的重要组成部分。在人际交往中，每个人的仪容都会引起交往对象的特别关注，并将影响到对自己的整体评价。

扫码"学一学"

仪容美是仪容礼仪的首要要求，它包括三层含义：一是仪容自然美，是指仪容的先天条件好，天生丽质，美好的仪容会让人感到赏心悦目，心情愉快；二是仪容修饰美，是指在仪容自然美的基础上依照规范与个人条件，对仪容进行必要的修饰，扬长避短，塑造出更美好的个人形象；三是仪容内在美，是指通过个人努力学习，不断提高自己的文化、艺术修养和思想道德水平，从而培养出高雅的气质与美好的心灵，使自己秀外慧中，表里如一。真正意义上的仪容美是以上三种美的高度统一。在这三者之间，仪容的内在美是最高的境界，仪容的自然美是人们的心愿，而仪容的修饰美则是仪容礼仪关注的重点。塑造美的仪容应遵循仪容礼仪的基本原则。

1. 干净整洁　清洁卫生是仪容美的前提，是个人礼仪的基本要求。这既是个人良好素质的体现，也是尊重自己和尊重他人的表现。因此，每个人都应该养成良好的卫生习惯，使仪容始终保持干净清爽。

2. 修饰得体　仪容修饰是仪容美的重点，天生丽质的人毕竟是少数，我们可以通过化妆修饰、发式造型、饰品搭配等手段，修饰和弥补外在的不足，把自身美的方面展现出来，使形象得以美化和提升。仪容的修饰应按照自身条件，扬长避短、美观自然，适度得体。

二、仪容修饰

（一）护士发部修饰

发部修饰是仪容礼仪中重要的一个环节，包括对头发所做的清洁、保养、修饰和美化。

1. 头发的清洁与养护　拥有干净清爽、健康亮泽的头发是护士仪容美的标志之一。

首先是要自觉做到勤于梳洗，养成定期清洗头发的习惯。通过洗发去除落在头发上的灰尘和头皮的分泌物，使头发干净、整齐、无异味、无头屑，对维持个人整洁、卫生的整体形象起着重要的作用。

其次是要注意头发的养护，在日常生活中注意加强营养的调理与补充，多进食富含蛋白质、维生素、微量元素的食物；同时注意头发的护理，可在洗发后使用护发素或护发乳等护发产品，使头发光泽柔顺。另外对头发加以梳理和按摩，既能使头发整齐美观，还可促进头部的血液循环，有助于头发的生长和健康。

2. 发型的修饰　发型，即头发的整体造型。发型修饰则是指在头发清洁、保养的基础上，设计修剪出适合自己的发型。美观的发型修饰能提升个人的气质与魅力，是展现仪容美，塑造良好形象的重要所在。选择发型应与自己的性别、年龄、脸型、体型、职业等方面相配合，做到扬长避短，和谐统一。

（1）发型与脸型配合　恰当的发型设计能起到修饰脸型的作用。椭圆脸型，也叫鹅蛋脸，是东方女性的标准脸型，可与任意发型搭配；圆脸型的人可将头顶部的头发梳高，并利用头发遮住两颊，使脸颊宽度减小，让脸部看起来修长些；长脸型的人可利用刘海遮住额头，以减少脸的长度，并使两侧的头发自然蓬松，使脸型显得丰满一些；方脸型的人则可留侧发以掩饰脸型的棱角，从而增加脸庞的圆润感。

（2）发型与体型配合　人的体型有高矮、胖瘦之分，发型的修饰可直接影响体型的美观。体型瘦长者适合留长发，让头发有蓬松感，不宜盘高发髻或将头发剪得太短；体型娇小者，可选择精巧别致的短发，或梳高盘发型使人显得挺拔，不宜选择长发或蓬松发型；体型高大者一般应留简洁短直发或盘发；体型矮胖者则适合选择有层次的短发或盘发，不适合留长发或大波浪卷发。

（3）发型与年龄、职业配合　发型能反映一个人的文化修养、审美品位和精神状态，在选择发型时要考虑到年龄因素，年轻人的发型应简洁大方、青春活泼，可留长直发或卷发；而中老年人的发型应以短发为宜，直发或卷发均可，显得文雅端庄、成熟稳重，给人以温和可亲的感觉。

选择发型还要考虑职业因素，如运动员、青年学生适合健康活泼、简洁明快的发型，彰显青春活力；职业女性的发型则应留短发或盘发，给人以稳重、干练的感觉。

（4）发型与服饰、环境配合　发型与服饰合理搭配，与环境协调一致能更好地展现个人的气质风格，同时给人以整体美的感觉。比如在比较严肃、正式的场合，着装应庄重、大方，可将头发盘成发髻，使人显得端庄、高雅；若在运动休闲场合，适合穿运动装，可将头发束起，呈现活泼、潇洒的气质。

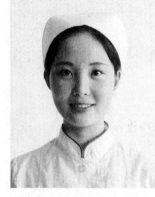

图 2-1　护士职业发型

3. 护士职业发型　生活中护士可以根据自己的情况和爱好选择适合自己的发型。但工作时间，护士的发型必须符合护士职业的要求。

女护士职业发型可为短发或盘发，具体要求头发前不遮眉，侧不掩耳，后不过衣领，短发不应超过耳下3cm；长发应梳理整齐，盘于脑后或用发网罩起，如图2-1所示。护士工作时原则上不佩戴发饰，固定头发的发卡和发网应尽量与头发颜色保持一致。

男护士职业发式应简洁清爽，做到前发不覆额，侧发不掩耳；后发不触衣领，不留鬓角，不留长发，不应剃光头。

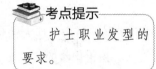

考点提示

护士职业发型的要求。

（二）护士面部修饰

在护理工作中，护士每天与患者面对面地近距离接触，因此要注重面部的修饰。修饰面容首先要注意面部的清洁卫生。脸部应经常清洗，使之干净清爽，同时加强面部的保养，保证面部皮肤的健康。修饰面容还应具体到面部各个部位。

1. 眼部　在人际交往中，眼睛往往被他人注视最多，应注意保持眼部的清洁，及时清除眼部的分泌物。戴眼镜则应注意眼镜的清洁美观、安全舒适。另外，在工作场所或社交场所一般不要戴太阳镜或墨镜。

2. 耳鼻部　洗脸时应注意清洗耳部、鼻部，及时清除耳垢和鼻腔异物，保持耳鼻部的清洁卫生。避免掏耳朵、挖鼻孔、擤鼻涕等不雅的动作。男士应养成定期检查鼻毛、耳毛的习惯，并及时修剪。

3. 口部　牙齿洁白、口腔无味，是对护士保持口腔卫生的基本要求，因此应每天定时漱口刷牙，并提倡饭后刷牙，每次刷3分钟，以保持牙齿的清洁及口腔无异味。护士上班时间或有应酬之前，忌吃葱、蒜、韭菜等气味较重的食物，不吸烟、不饮酒。在正式场合还应避免发出异响，如咳嗽、哈欠、喷嚏、吸鼻等不雅之声。

4. 颈部　颈部属于面容的延伸部分，在修饰面容时注意颈部的清洁与保养也很重要。

（三）护士化妆

化妆，是人们美化修饰仪容的一种重要手段。通过化妆使自己的容貌变得更加靓丽，展示仪容的修饰美。在人际交往中，得体适度的妆容既是自尊自信的表现，也体现了对他人的尊重。护士在工作岗位上应化淡妆。护士端庄美丽的仪容能为患者带来视觉上美的享受，从而产生积极愉快的情绪，促进疾病的康复。

1. 化妆的原则

（1）美观原则　化妆的目的是使人的容貌变得更加美丽、漂亮，化妆时应根据个人面部特点，通过高超的化妆手法，进行恰当的修饰，扬长避短，从而使容颜更加美观靓丽。

（2）自然原则　化妆的最高境界是"妆成有却无"，护士的化妆要自然淡雅，不留人工美化的痕迹，使妆容真实而生动，好似天然的美丽。

（3）得体原则　化妆要体现自身的个性特点，应根据个人的气质风格设计适合自己的妆容。

（4）协调原则　高水平的化妆强调的是整体风格。在化妆时，应使妆容与自己年龄、身份、着装以及所处场合相协调，从而达到整体完美的效果。

2. 化妆的禁忌

（1）勿当众化妆　当着众人面化妆是失礼的表现，有卖弄或吸引异性之嫌，应事先在家里或在化妆间完成。护士工作中应避免在患者面前化妆。

（2）勿化浓妆　人际交往中，妆容应淡雅清新，切忌浓妆艳抹。

（3）勿使妆面残缺　妆面如出现残缺，应及时避人补妆，以保持妆容的完整。

（4）勿借用他人的化妆品　化妆者应随身携带化妆用品，借用他人化妆品既不卫生，也不礼貌，应注意避免。

（5）勿评论他人的妆容　化妆是个人的行为，有个人的风格和习惯，不应对他人的妆容评头论足或加以非议。

> **考点提示**
> 化妆的原则和禁忌。

3. 护士化妆的基本步骤　护士工作妆容应简洁明快、清新淡雅，体现护士职业特点。护士化妆的基本步骤如下。

（1）洁面　清洁是化妆的首要步骤，先用温水打湿面部，取适量的洁面乳在脸部轻轻按摩，然后用清水冲洗干净。

（2）润肤　洁面后，取适量的化妆水涂在脸上，轻轻拍打使其充分渗透吸收，然后再将护肤霜或润肤液均匀涂抹于肌肤上，由下向上、由内向外均匀拍拭促进吸收，以达到润肤护肤的效果。

（3）粉底　粉底是妆容的基础，不仅可以改善皮肤质地，调整面部肤色，还可以用来遮盖皮肤瑕疵，使皮肤看起来更光洁、细腻。一般选用与自己肤色相近的粉底液或粉饼。使用粉底液时，用手指沾取少量粉底液，分别点在额头、鼻梁、脸颊、下巴等处，用拍按手法涂抹均匀；如果用粉饼，应用粉扑将粉均匀地扑在脸上。

（4）画眉　画眉时应突出眉头、眉峰、眉尾的位置，一般情况眉头在鼻翼或内眼角的垂直延长线上，眉峰一般高度在眉骨上方，约在眉长的 2/3 处，眉尾在外眼角和鼻翼的连线上，眉头和眉尾以保持在同一水平线上为宜。画眉时按照"从粗到细，从淡到浓"的原则，眉头应画粗、画淡，眉峰最高，眉尾最细，从眉头到眉尾、从下到上、从内到外依次描画。画完后可用眉刷轻刷至自然。眉笔的颜色要选择与自己眉毛最接近的颜色。

（5）眼妆　眼部化妆主要包括画眼线、涂眼影和涂染睫毛。①画眼线可修饰眼部轮廓，使眼睛明亮有神。画上眼线时要先从内眼角画起，贴着睫毛根部一直画到眼角，线条由细到粗，眼尾处略向上扬；画下眼线时则从眼尾画向眼睑中部，由粗到淡只画 1/3 的下眼线。②眼影的作用可使眼睛富有立体感，颜色应柔和自然；涂染时，用眼影刷将眼影沿着睫毛边缘从眼尾向眼头方向晕染。③最后用睫毛膏涂染睫毛，先用睫毛夹夹卷睫毛使其上翘，再用睫毛刷取适量睫毛膏从上眼睑的睫毛根部向睫毛梢纵向涂染，下眼睑睫毛则横向进行涂染。

（6）腮红　通过腮红为面色增添红润光泽，并可帮助修正脸型。选择适合自己肤色的腮红，对着镜子微笑，在颧骨的部位从下向外上方晕染腮红。使用腮红时每次的量不宜过多，可多刷几次直至效果完美自然。

（7）唇妆　可先用唇线笔画出唇的轮廓，再涂上唇膏，使妆面亮丽完整。护士宜选用暖色系的唇膏或唇彩，颜色应注意与整体妆容、服装的主题颜色协调一致。

（四）护士肢体修饰

1. 手部的修饰　对女性来说，手可以称得上是"第二张面孔"。护理工作绝大部分是要靠护士的双手完成，因此，护理人员一定要注意手的清洁卫生，这对于防止交叉感染及维护护理人员形象来讲是十分重要的，同时要注意手和手臂的保养，及时涂抹护手霜，防止手部皮肤粗糙老化。指甲容易藏有污垢，带有细菌，护理患者时会增加感染的机会，因此护士不能留长指甲，应经常修剪，并保持清洁；护士在工作期间也不允许染甲或美甲，彩色的指甲在视觉上会刺激患者，造成其心理上的不适感，有损护理人员稳重大方的形象。

2. 腿部的修饰　护理人员正式场合应穿长裤或过膝裙子，不可穿短裤或者超短裙以免过多暴露大腿。工作时，女护士应着工作裤，穿裙式工作服时应搭配肤色长筒袜并注意袜口不能外露；男护士则不允许暴露腿部，即上班不能穿短裤。

3. 脚部的修饰　护理人员还应注意保持脚部卫生，鞋袜应勤洗勤换，避免异味。在正式场合不穿拖鞋，不光脚穿鞋，上班时以穿护士鞋为宜。

第二节　护士服饰礼仪

服饰，是指人的服装及佩戴的饰物，也是个人仪表中非常重要的组成部分。现代社会，服饰的作用不仅仅是御寒、保暖，它已成为一种社会文化，反映了一个国家、一个民族的精神风貌和物质文明进步发展的程度，同时也反映了一个人身份地位、气质修养、文化品味及审美情趣等。

一、着装的基本原则

俗话说"人靠衣装马靠鞍"，说明服装对人的重要性。日常生活中，着装是指人们服装的穿着，它是一门技巧，更是一门艺术，一个人的着装在美化自身形象的同时更折射出个人的内在素质和独特品位。护士生活中着装应遵循着装的基本原则和要求。

（一）TPO 原则

TPO 原则是目前国际公认并通用的着装最基本的原则，TPO 是英文 Time、Place、Object 三个词首字母的缩写，其中 T 代表时代、季节、时间；P 代表地点、场合、环境；O 代表目的、对象。TPO 原则就是指一个人着装时应与具体的时间、所处的地点和要达到的目的协调一致。

扫码"学一学"

1. Time 原则　着装要符合时间要求。

（1）**富有时代特色**　着装应顺应时代的发展变化，要了解当代服装流行的趋势和发展方向，使自己的着装风格富有时代气息。

（2）**合乎季节时令**　着装要符合一年四季的更替，根据不同季节选择不同的服装。寒冷的冬天要穿保暖、御寒的冬装，炎热的夏天应穿透气、凉爽的夏装。

（3）**符合时间变化**　一天之中早晚不同时间段，温度不同，人们从事的活动不同，着装的款式、类型也应因此而有所变化。

2. Place 原则　着装应与地点、环境、场合相适宜。在日常生活中，所处场合不同，人们着装也应不同。常见场合有三种，即公务场合、社交场合、休闲场合。公务场合着装应庄重、保守、传统，适宜的服装有制服、工作服、套装、套裙等；社交场合着装应典雅、时尚、个性，适宜的服装有时装、礼服、民族服装等；休闲场合着装应舒适、方便、自然，适用的服装有家居装、牛仔装、运动装、沙滩装等。因此，应注意区分自己所处的具体场合，按照礼仪规范和惯例，在不同的场合选择不同款式的服装，做到"随境着装"。

3. Object 原则　着装应与要达成的目的相一致。因此在社会交往中应根据不同的交往目的、具体的交往对象选择服饰。如去应聘求职应穿着庄重大方的服装，既显示自己的成熟稳重，又表明郑重其事，希望成功；参加宴会穿着时尚礼服是为了展示自己独特的魅力与风采；而穿运动装、牛仔装去登山踏青，则是为了更加轻松与方便。

> **考点提示**
> 着装的 TPO 原则。

（二）适宜性原则

着装应与自身条件相适宜，因人而异。要综合考虑到自己的年龄、身份、体型、肤色、性格、职业等因素，根据自身的特点，量体裁衣，扬长避短，协调搭配，和谐统一，以显现独特的个性魅力和最佳风貌。

1. 与年龄相适宜　不同年龄段的人着装有不同的要求，服装的穿着要适合自己的年龄。儿童天真可爱，可选择鲜艳、活泼的童装；年轻人着装应清新活泼、朴素自然，以显示年轻人朝气蓬勃的青春之美；中老年人的着装应庄重典雅、简约舒适，体现出成熟、稳重、有品位。

2. 与体型相适宜　人的体型千差万别，各有不同。服装的款式、色彩及面料对体型具有修饰和美化的作用，因此应该根据自己的身材体型来选择服装，做到扬长避短，隐丑显美。比如，脖子粗短的人宜穿深色"U"领或者"V"领的服装，不适合穿浅色高领衫；体形较胖的人穿深颜色、竖纹的衣服可以较好地掩饰身材；体瘦的人则比较适合穿着色彩鲜艳、明亮些的浅色服装，会使人显得丰满一些。

3. 与肤色相适宜　人的肤色会随着所穿衣服的色彩发生变化。每个人的肤色都不尽相同，在选择服装时还应注意服装的颜色与个人肤色的协调。比如肤色较白的人，服装色彩明暗、深浅都适合；肤色偏黑的人则应避免穿颜色深暗的衣服，适合选择浅色调的服装，以增强肤色的明亮感；肤色发黄的人可选择蓝色或淡蓝色服装，可使肤色显得白皙。

4. 与职业相适宜　不同的职业有不同的着装规范和要求，因而着装应考虑到自己的职业角色和身份，体现出自己的职业特点。例如，教师的服装应庄重、雅致，给人以为人师表的良好印象；医务人员的着装应力求稳重、成熟，衣着不宜过于时髦；国家公务员着装要力求干练、稳重。

（三）整洁文明原则

在任何情况下着装都要力求整齐清洁。这不仅反映了个人的卫生状况，还体现了一个人积极向上的精神面貌。衣服应勤洗勤换，做到无污渍、无异味，无破损、衣领和袖口处尤其要注意保持清洁。社会交往中还应做到文明着装，避免着装过露、过透、过短、过紧和过于肥大。

二、护士服饰礼仪

（一）护士服装的功能

护士服属于职业服装，由于医疗卫生行业的特殊性，护士服装要充分体现护士职业的特点，做到庄重、挺括、美观、大方、合体。其功能在于以下几点。

1. 实用性　这是服装最基本的功能。服装最初是为御寒和遮羞而产生的，因此，其具有御寒、遮羞、保护的作用。护士服在临床工作中能够起到保护护理人员免受感染的作用。

2. 装饰性　服装的款式、色彩及面料具有修饰和美化的作用，可通过对服装款式、色彩、工艺、饰物的搭配选择，达到美化人体、强化美感和掩饰不足的美学效果。我国的护士服多为白色连衣裙式，给人以纯洁、轻盈、清丽、素雅的美感。

3. 标识性　在一定场合和一定历史条件下，服装的颜色、款式、质地、饰物等，已成为人们职业、身份、地位的标志之一。一些特殊行业和职业，通常以特殊标记的服装以及与服装配套的各种徽、章、标记等表明着装人的社会角色，如军服、警服、飞行服等各类工作制服。护士服则是护士职业的服饰标志。

4. 表达性　服装的颜色、款式、质地等在社会交往中常以静态无声的形式表现出着装人的思想观念、文化修养、社会地位、经济状况以及审美情趣。在护理工作中护士的服饰体现了护士的职业特征，展示了护士特有的的精神风貌。

（二）护士着装的原则

1. 在工作岗位应穿护士服　护士服是护士职业的象征。护士工作期间必须穿工作服，即护士服，这是护理职业的基本要求。护士工作中身着洁白的护士服，圣洁高雅，展示了护士美好的职业形象和精神风貌，体现了护士的尊严和职业的自豪感。

2. 着装整齐清洁　护士工作着装应规范整齐，包括护士服、燕帽、工作牌、护士鞋等搭配完整，和谐统一。工作装干净整洁是护士工作着装的基本要求。整洁的护士着装既显示了护理职业的特殊品质，又体现了护理人员高度的责任心和严谨的工作作风。

3. 服饰简约端庄　护士服饰应简约朴素、端庄大方，避免过分的修饰。

考点提示
护士着装的原则。

（三）护士工作中着装的具体要求

1. 护士服　总的要求是整齐、清洁、挺括、大方。护士服款式主要有长裙式和分体式，颜色则以白色为主。目前，根据不同科室的特点，医院选用护士服的款式和颜色也多样化，如手术室、急诊室护士服通常是绿色，传染科的护士服多为橄榄绿或淡蓝色，而产科、儿科的护士服多为粉红色。

护士穿护士服时，要求尺寸合身，衣长刚好过膝，袖长至腕为宜。腰带应平整，宽松适度，领扣扣齐，保证自己的衣服内领不外露。衣扣袖扣全部扣整齐，缺扣子禁用胶布别针代替。护士服分冬装和夏装，冬季着长袖护士服应配白色长裤；夏季穿短袖护士服着裙装时，裙摆下端不应超过护士服，并应穿浅色、肉色长筒丝袜。

2. 护士帽　护士帽有燕帽和圆帽两种。

（1）燕帽　是护士的工作帽，也是护士职业的象征，它洁白、坚挺，两翼如飞燕状，所以又称之燕尾帽。燕帽适用于普通工作区，如普通病房和门诊的护士。戴燕帽前应将头发按护士职业发型梳理整齐。燕帽应保持洁白平整、无皱无折，佩戴时戴正戴稳，前后高低适中，帽子前沿一般距离发际线4～5cm，燕帽两边微翘，宜选用与头发或帽子相同颜色的发夹固定于帽后，如图2-2所示。

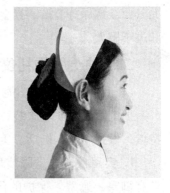

图2-2　护士戴燕帽

（2）圆帽　适用于手术室、隔离病区等，男护士工作中一般佩戴圆帽。戴圆帽时，头发应全部纳入帽内，前不露刘海，后不露发髻，两侧不掩耳，帽的边缝置于脑后，边缘整齐。

知识拓展

护士帽的等级标志

根据卫生部的规定，有300张床位以上的医院要设立护理部，护理人员分为护理部主任、副主任、总护士长、科护士长和护士；300张床位以下医院不设护理部，护理人员分为总护士长、科护士长和护士。依据各医院采取的常规模式，护理人员的级别可用白底带蓝杠的燕帽加以区别。蓝色横杠是职位的标志：一条横杠为护士长，两条横杠为科护士长，三条横杠为护理部主任。蓝色边上斜杠是职称的标志：一条斜杠是护师，两条斜杠是主管护师，三条斜杠是主任、副主任护师。一般护士帽子上没有蓝杠。

3. 护士口罩　护士的工作性质要求在无菌操作与防护传染病时必须佩戴口罩。佩戴口罩要求完全遮盖口鼻，位置高低松紧要适宜，应戴至鼻翼上一寸，四周无空隙，以达到有效防护之目的。操作完毕后，应先洗手，然后取下口罩，不宜挂在胸前。一次性口罩用后应及时按照规定进行处理。一般情况下与人讲话要注意摘下，长时间戴着口罩与人讲话会让人觉得不礼貌。

4. 护士鞋与袜　护士鞋应为软底、坡跟或平跟，具有防滑功能，鞋的颜色要与护士服装相协调，以白色、乳白色等浅色调为主。袜子的颜色以近肤色为常用，忌选用深色袜子，袜口不能露于裙摆或裤腿外面，不穿破损的袜子。

考点提示

护士工作中着装的具体要求。

（四）护士佩饰礼仪

佩饰是指人们着装时所佩戴的具有装饰、美化作用的物品。日常生活中护士正确的佩戴饰物对于表现护士的个性特点，增添个人魅力发挥着重要作用。佩饰的种类很多，按其用途分类，一类是具有装饰性的首饰，如项链、耳环、戒指、胸针、手镯、手链等；另一类是实用性的饰物，如帽子、围巾、眼镜、腰带、手表、提包、鞋子、袜子等。护理人员在佩戴饰品的过程中，应遵循相关的原则和规范。

1. 佩戴饰物的基本原则

（1）数量原则 佩戴饰物时在数量上应以少为佳，必要时也可以不戴佩饰。社交场合若同时佩戴多种饰物，总量上不应超过三件。

（2）质地原则 佩戴饰物，质地上要力求同质。如果同时佩戴两件或两件以上首饰，应使其质地相符。

（3）色彩原则 佩戴饰物，色彩上要力求同色。如果同时佩戴两件或两件以上首饰，应使其色彩一致。

（4）适宜原则 佩戴饰物，应与自己的年龄、身份、职业及所处的环境、场合相适宜。不同的场合对于饰物的质地、款式要求不同，因此应采取不同的合理佩戴方式。

（5）搭配原则 佩饰应视为服饰整体中的一部分，佩戴时要与穿着服装的质地、色彩、款式相互搭配，以显示服饰的整体风格。佩饰还要与自己的体型相配，做到扬长补短，以突出自己的个性风格。

（6）习俗原则 不同国家、不同民族的地域文化和风俗习惯不同，佩戴首饰的习惯多有不同，因此佩戴时要尊重和符合传统习俗。

知识拓展

戒指佩戴的礼仪

戒指的佩戴是有讲究的。在西方的习俗中，左手显示的是上帝赐给的运气，因此戒指一般戴在左手上，通常只戴一枚；戴两枚戒指时，可戴在左手相邻的两个手指，或戴在两只手对应的手指上。戒指常被作为爱情的信物，戴在手指往往暗示婚姻和择偶状况：戒指戴在示指上，表示单身或求婚；戒指戴在中指上，表示正在恋爱；戴在无名指上，表示已订婚或结婚；如果戴在小手指上，则表示自己是一位独身者。

2. 护士工作中佩饰礼仪

（1）护士工作中应佩戴胸卡 护士上岗要在左胸前佩戴胸卡。胸卡是向人表明自己身份的标志，便于接受监督，要求正面向外，别在胸前，胸卡表面要保持干净，避免被药液水迹沾染。

（2）护士工作中应戴护士表 很多护理操作需要准确计时，因此护士工作中应佩戴指针式手表或挂表。挂表最好佩戴在左胸前，表上配有短链，用胸针或胸卡别好，由于表盘倒置，护士低头或用手托起时即可查看、记时，既卫生又便于工作，也可对护士服起到装饰作用。

（3）护士工作中不应佩戴的饰品 由于无菌技术和洗手消毒等护理操作的需要，护士上岗时不宜佩戴戒指、手镯、手链和耳环、耳坠等饰品；若佩戴项链不宜外露，以免影响护士的整体美和增加交叉感染的机会。

本章小结

　　护士仪容礼仪和服饰礼仪是护士仪表礼仪的主要内容，是护士塑造良好职业形象的重要方面。护士仪容礼仪要求的仪容美是仪容自然美、修饰美和内在美的高度统一，其中仪容的修饰是仪容礼仪关注的重点。护士在工作中职业发型要规范，并应化妆上岗、淡妆上岗，遵守化妆的原则。护士服和护士燕帽是护理人员的职业象征，能体现护士特有的精神风貌，要求护士在工作时应遵守护士着装的原则和规范，衣着要干净整洁、大方得体、松紧适度，护士服、燕帽、鞋、袜要搭配完整，和谐统一。护理人员通过端庄、文雅、自然、大方的仪表，塑造亲切、温和、仁爱的"白衣天使"的美好形象，给患者以美好的感受，对促进患者身心健康和疾病康复都起着重要作用。

习题

一、选择题

【A1/A2 型题】

1. 下列哪种脸型结构是标准脸型，不需要特别修饰
　　A. 椭圆脸型　　B. 圆脸型　　C. 长脸型　　D. 方脸型　　E. 菱形脸

2. 不属于化妆修饰原则的有
　　A. 美观靓丽　　B. 自然真实　　C. 适宜得体　　D. 整体协调　　E. 色彩统一

3. 护士职业发型正确的做法是
　　A. 头发可梳成马尾　　　　　　B. 前额刘海遮住眉毛
　　C. 侧发不掩耳　　　　　　　　D. 长发应盘在头顶
　　E. 可长发披肩

4. 佩戴护士燕帽时，短发应不超过耳下_____cm
　　A. 1　　　　B. 2　　　　C. 3　　　　D. 5　　　　E. 10

5. 穿着护士服时下面哪种说法不正确
　　A. 护士服应整洁美观　　　　　B. 袖长至腕部
　　C. 内衣可以外露　　　　　　　D. 里面不应穿戴帽子的衣服
　　E. 裙边不外露

6. 下面对护士鞋描述中，不正确的是
　　A. 颜色以白色为主　　　　　　B. 以平跟和浅坡跟为宜
　　C. 注意是否防滑　　　　　　　D. 夏天可以光脚穿鞋
　　E. 轻便、柔软

7. 在手术室佩戴圆帽，不正确的说法是
　　A. 头发全部在帽子里面　　　　B. 不露发际
　　C. 前发不遮眉　　　　　　　　D. 不戴头饰

E. 帽缝在一侧

8. 儿科护士的护士服常为粉色，这样做的目的是

    A. 为了美观   B. 工作的需要

    C. 考虑到儿童的心理特点   D. 考虑到儿科护士的心理特点

    E. 患者喜欢

9. 戒指戴在无名指上，表明

    A. 未婚   B. 恋爱中   C. 离婚   D. 独身   E. 已结婚

10. 护士在工作岗位上可以佩戴的饰品是

    A. 戒指   B. 耳环   C. 手镯   D. 手表   E. 胸针

11. 护士小刘在进行护理操作时，佩戴护士燕帽不正确的做法是

    A. 佩戴护士燕帽时，护士不能长发披肩

    B. 如果是长发，应盘起或戴网罩

    C. 头发前不过眉，侧不掩耳，后不过衣领

    D. 燕帽要戴正戴稳，距前发际 4～5cm

    E. 发卡最好选用白色发卡，固定于燕帽两侧

12. 男护士小王在为患者进行静脉输液时，不正确的做法是

    A. 穿工作服   B. 戴圆帽   C. 戴口罩   D. 戴戒指   E. 戴挂表

二、思考题

新来的病房护士小陈，时尚靓丽，平时很注重修饰打扮自己，今天参加朋友聚会，她特意画了个浓妆，涂了蓝色眼影、橘色唇彩，还染了红色的指甲，长发飘逸，穿上漂亮的连衣裙和时尚的高跟鞋，聚会结束后按时来到医院上夜班。赶到病房后小陈一身聚会时的装扮就直接穿上护士服、戴上燕帽，刚好一位刚住院的患者到护士站咨询问题，小陈热情相迎，主动问询"您需要什么帮助吗？"患者打量小陈，却摇头走开了。

1. 小陈为何不被患者接受？有哪些问题？

2. 护士在工作场合应怎样塑造自己良好的职业形象？

（李大立）

扫码"练一练"

第三章　护士举止礼仪

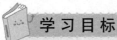

学习目标

1. 掌握 手姿、站姿、行姿、坐姿、蹲姿的礼仪要点及护理工作中的常见举止礼仪的要点。

2. 熟悉 禁忌手势、禁忌站姿、禁忌行姿、禁忌坐姿、禁忌蹲姿的内容。

3. 了解 常见手势语。

4. 学会护理工作中的各种基本举止礼仪和常见的举止礼仪的技能。

5. 在护理工作中自觉履行护士的举止礼仪，树立良好的职业形象。

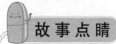

故事点睛

旁白：一综合医院内科病区的护士站，护士甲坐在椅子上并跷起二郎腿，两腿不停地抖动，护士乙斜靠在墙边，双手交叉抱在胸前，正与熟人谈笑风生；这时一位住院患者要去做检查，患者问她们放射科怎么走，护士乙继续与熟人有说有笑，护士甲很不耐烦回答道："在门诊楼，到了门诊你再问"。

人物：由三名学生分别担任故事人物，进行即兴表演。

请问：

1. 两位护士的言谈举止是否符合护士礼仪行为规范？

2. 如有不符合之处，请指出并说明原因和正确的做法？

3. 护士应如何规范自己的行为，树立良好的职业形象？

举止也称为举动、动作、姿态，是指人们在日常活动或交往过程中所表现出的各种姿势和风度。不言而喻，一个人的行为举止好似一面镜子，能反映出他的文化蕴涵、知识水准和道德修养。良好的举止常给人以亲切、端庄和文明的印象。

护理人员肩负着救死扶伤，防病治病，全心全意为人民健康服务的重任。因此对护理人员的举止也有其特殊的要求，除了工作认真负责外，还应具备训练有素的行为举止、得体的风度，才能彰显护士良好的素质和职业特点。

第一节　基本举止

一、手姿

也称为手势，是手和手臂所做的动作，是最丰富、最有表现力的体态语言之一。手姿可以是静态的也可以是动态的。法国大画家德拉克洛瓦则指出："手应当像脸一样富有表情。"古罗马政治家西塞马说过："一切心理活动都伴有指手画脚等动作。手势恰如人体的

扫码"学一学"

一种语言，这种语言甚至连野蛮人都能理解。"他们的话从不同侧面均指出了手势的重要性。在人际交往中，恰当地运用手势语，能有效地传递信息，传达感情，加强沟通效果。

（一）基本手势

1. 垂放　是最基本的手势。双手自然下垂，掌心向内，分别贴放于身体两侧。

2. 背手　双臂伸到身后，双手相握，同时昂首挺胸。多见于站立、行走时，男性多用，该手势既可显示权威自信，又可镇定自我。

3. 持物　持物做法多样，既可用一只手，也可用双手。但都要做到动作自然，五指并拢，用力均匀。不应翘起无名指与小指，尤其在公共场合显得造作。

4. 鼓掌　对他人表示鼓励、祝贺、支持时常用的一种手势。右手掌心朝下，有节奏地拍击掌心向上的左手。多用于会议、演出、比赛或迎候嘉宾。

5. 夸奖　用来对他人赞赏的手势。伸出右手，翘起拇指，指尖向上，指腹面向被表扬者，其余手指并拢屈曲。在与他人交谈过程中，禁忌将右手拇指指尖朝下或拇指指向自己，因有自高自大、不可一世之意，同时还应注意不可随便伸出手指指点他人，以免引起不满甚至误会。

6. 指示　用以引导来宾或指示方向的手势。即以右手或左手抬至一定高度，四指并拢，拇指自然张开，掌心向上，以其肘部为轴，朝向目标伸出手臂。注意掌心向上，以表示谦逊、诚恳之意。

（二）禁忌手势

1. 不卫生的手势　在他人面前搔头皮、掏耳朵、刷眼睛的分泌物、抠鼻孔、剔牙齿、抓痒痒、摸脚丫等手势，均不卫生、不礼貌，是不当之举。

2. 不稳重的手势　在他人面前双手乱动、乱摸、乱扶、乱放，或是折衣角、咬指甲、抬胳膊、抱大腿、挠脑袋等手势，均属于不稳重的手势，尤其是正式场合，面对尊者和长者时，应当禁止。

3. 易于误解的手势　由于文化背景、个人习惯的不同对手势赋予的含义不同，在使用过程中注意避免被对方曲解含义而引起矛盾。

4. 失敬于人的手姿　在与人交往时如掌心向下挥动手臂，勾动示指或除拇指外的其他四指招呼别人，用手指指点他人等手势均失敬于人，应禁止。

（三）常见手势语

1. 握手　握手是一种最普遍的、表示友好的礼节，是情感交流的有效方式。常用来表示欢迎、祝贺、支持。

（1）握手的方式　双方距离约为1m左右，站姿规范，上身微前倾；同时面带微笑，注视对方；伸出右手，四指并拢，拇指张开；握对方手掌，持续时间一般为1~3秒，上下稍晃动几次，力度适中。

（2）握手时伸手的先后顺序　①尊者优先原则：交往过程中，两人握手时，应确定彼此身份的尊卑，由位尊者先伸出手，如年长者和年轻者握手，应年长者先伸出手；领导和下属握手，应由领导先伸手。②灵活原则：在不同的场合有具体的要求。男士与女士握手，女士主动伸出手。主人和客人握手，应是主人主动伸手；老师与学生握手，应是老师先伸手。如若一人与多人握手时，应讲究次序。由尊及卑，先长辈后晚辈，先上级后下级，先女士后男士，先老师后学生。在社交场合，地位高者、年长者、女士、主人在握手时享有主动权。

（3）力度　握手时，如向对方表示友好时，应稍微用力；与亲朋故友握手力度可稍大些，也可使用双手；但与初次相见或异性握手时，不可用力过猛。在与他人握手时，不可不用力，显得没有诚意；也不可用力太大，会有挑衅之意。

（4）时间　一般情况下，握手时间不宜太长，不超过3秒钟。时间过短有应付之意，显得没有诚心；时间太长，尤其对方是女性时，则有心怀不轨之嫌疑。

（5）握手的禁忌　①用左手握手，在任何场合都用右手握手，如伸出左手，是非常失礼的。尤其与阿拉伯人握手更要注意。②戴手套握手是非常不礼貌的，与他人握手前应脱下手套，但女士穿礼服时佩戴手套与他人握手是可以的。与他人握手时不要戴墨镜，有眼疾者可例外。③只握住对方的指尖，或递给对方指尖，象征性握手，给对方拒人于千里之外的感觉，也是不礼貌的。④交叉握手，当多人同时握手时，应遵循一定的顺序，切勿争先恐后；同时切忌交叉握手。⑤与女性握手不可使用双手，否则被认为是失礼的表现。⑥不要以不洁的手与他人握手，与他人握手要保持手部清洁；如患有皮肤传染病时，不宜与他人握手；与他人握手后，不宜立即洗手，如果被对方注意到，会比较尴尬。

知识拓展

握手的由来

握手可以追溯到原始社会。人类为了生存，在狩猎和战争时，人们手上经常拿着石块或棍棒等武器，他们遇见陌生人时，如果大家都无恶意，就要放下手中的东西，并伸开手掌，让对方抚摸手掌心，表示手中没有藏武器。这种习惯逐渐演变成今天的"握手"礼节。

2. 举手致意　当护理人员在工作中遇到熟人无暇分身时，可向其举手致意，表达问候。正确做法是全身直立，面向对方，面带笑容，手臂上伸，掌心向外，举手致意，切忌乱摆。

3. "V"字形手势　示指和中指分开成"V"字形，理解为示意"胜利"或者"和平"。然而，在英国，如果你伸出示指和中指形成"V"字形，手掌和手指向着自己的脸，这就是贬低人、侮辱人的意思。因此，在做"V"字形手势时，一定要保持手掌向外的正确姿势（图3-1）。

4. "OK"手势　该手势在不同的地方表示的意思不完全相同，中国和世界很多地方表示零或三；美国、英国表示赞同、了不起的意思；法国表示零或没有；泰国表示没问题、请便；日本、缅甸、韩国表示金钱；印度表示正确、不错；突尼斯表示傻瓜。因此在使用该手势时一定要注意地点场合，避免产生误会（图3-2）。

5. 竖起大拇指手势　我国和其他一些国家，竖起大拇指表示支持和赞同，如"棒极了""干得好"等；而在澳大利亚和新西兰，则表示对人的侮辱；在尼日利亚等地，这个手势会被认为是粗鲁，因此应避免这么做。在日本和德国，竖起大拇指也可用来计数（图3-3）。

6. 其他手势　用手拍拍胃部，表示"我吃饱了"；用手在胃部划圈表示"我饿了"；用手呈杯状，做饮水动作，这是表达"我渴了"；两手合掌，把头倚在一侧手背上，紧闭双眼，做入睡状，表示"我很疲倦"；两手相搓既可以表示"我很冷""很好"，也可以表达迫切期望、精神振奋、跃跃欲试等含义。

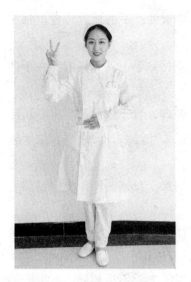

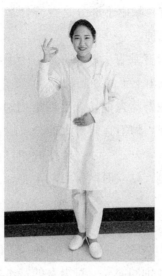

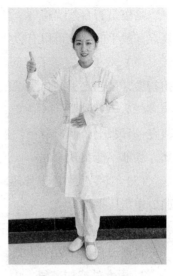

图 3 - 1 "V"字型手势　　　图 3 - 2 "OK"手势　　　图 3 - 3 竖大拇指

二、站姿

站姿又叫立姿，是人在站立时所呈现的姿态，是最基本的姿势，也是其他一切姿势的基础。正确的站姿能体现出人的稳重、端庄、礼貌、挺拔、有教养，显示出一种亭亭玉立的静态美。

（一）基本站姿

1. 站姿的基本要求　护理人员的站姿要领是：挺、直、高、稳。

挺：站立时身体各部位要尽量舒展挺拔，做到头平、颈直、肩夹、背挺。

直：站立时身体的脊柱要尽量与地面保持垂直，注意收颌、挺胸、收腹、夹腿、提臀。

高：站立时身体的重心要尽量提高，即昂首、提气、直腰、绷腿。

稳：主要体现在脚和腿上，两腿绷直，膝盖放松，脚的放置可呈如图 3 - 4 所示：①"V"形，双脚跟部并拢，两脚尖张开 45°～60°，使身体重心穿过脊柱，落在两腿正中；②丁字式，即一脚的后跟接触在另一只脚的中间，前脚轻轻着地，重心在后腿上，像字母"T"；③平行式，站立时，双脚平行。女士双脚应靠拢，脚尖向前平行。男士两脚分开，与肩同宽。

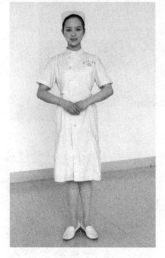

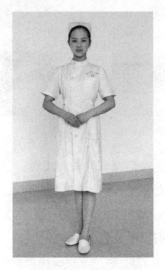

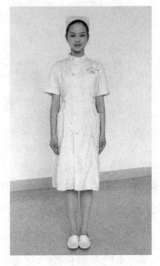

A. "V"形式　　　　　　　B. 丁字式　　　　　　　C. 平行式

图 3 - 4 站姿

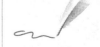

站姿是否自然、得体、优雅，除躯干部分是否符合基本要求外，手的摆放位置也很重要。一般手的变化可以有以下几种。

（1）双手垂握于下腹部　双臂垂直，双手平展，一手叠于另一手上，并轻握另一手四指指尖，被握之手的指尖不能超出上手的外侧缘。

（2）双手相握于中腹部　双臂略弯曲，双手四指相勾并轻握，置于中腹部。重心轮流落在一只脚上，但上身仍须挺直。脚不宜伸得太远，双腿不宜叉开过大，变换不宜过于频繁，膝部不能出现弯曲。

（3）双手分别置于身体两侧　站立时两臂自然下垂，分别置于身体两侧，手指自然弯曲，中指压裤缝。

（4）一臂垂于体侧，一手置于腹侧　一臂自然放松垂于体侧，手掌放松自然弯曲，另一臂自然放松屈曲置于体侧，手轻握成半拳置于腹侧，前不过身体正中线。

2. 男女站姿的差异　由于性别的差异，对男女的基本站姿的要求不尽相同。对男士的要求是稳健，对女士的要求则是优美。

（1）男士站姿　男士在站立时，两腿应平行，双脚微分开，与肩同宽。全身正直，头部抬起，双眼平视，双肩稍向后展并放松。双臂伸直自然下垂，双手贴放于大腿两侧；也可双臂自然下垂，将右手握住左手腕部上方自然贴于腹部，或背在身后贴于臀部（图3-5）。

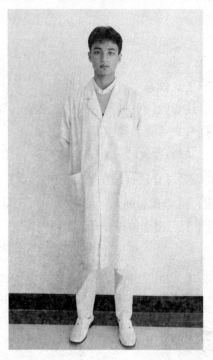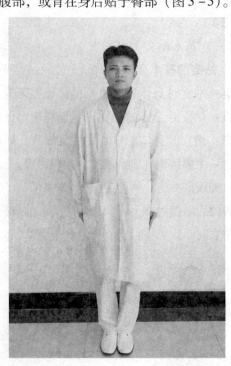

图3-5　男士站姿

（2）女士站姿　女士在站立时，应当挺胸、收腹，目视前方，双手自然下垂，叠放或相握于腹部，双脚与双腿并拢或呈现"V""T"字形（图3-4）。女性护士在站立时要注意表现出女性的轻盈、娴静、典雅的韵味，给人一种"静"的美感。

3. 常见站姿　常见的站姿有以下几种。

（1）正脚位小八字步　这是在隆重、热烈或庄严的场合下采用的一种大方庄重的姿势，要求站姿符合规范，一丝不苟，

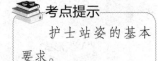
考点提示

　护士站姿的基本要求。

即使感到很累，也不能松懈。在基本站姿的基础上，再取：①双脚呈"V"字形（两脚尖张开的距离约为一拳）；②脚后跟和膝部均靠紧，脚尖平齐向前；③右手握住左手，右手示指微微翘起，垂放在腹前脐下1寸或脐上1寸；④站立时要保持身体挺直，收腹提臀，肩膀要平，下颌微收。

（2）侧脚位丁字步　在小八字步基础上移动右脚跟（或左脚跟）至另一脚内侧凹部，两脚互相垂直呈"丁"字步，肩位可相应改为二位或八位，身体各部位要求同小八字步。

（3）正脚位丁字步　一脚呈水平位，另一脚与之垂直（脚尖向正前方），其余要求与侧脚位丁字步相同。

（二）禁忌站姿

1. 身体歪斜　站立时东倒西歪，斜肩、勾背、凸腹、凹胸、撅臀、屈膝，或两腿交叉，懒洋洋地倚靠在病榻、床柜、墙壁等支撑物上，双手插在口袋里，或交叉于胸前，往往给人一种敷衍、轻蔑、傲慢、漫不经心、懒散懈怠的感觉。

2. 手脚乱动　站立时双手下意识地做些小动作，如身体抖动或晃动摆弄衣角辫梢、咬手指甲，用脚尖乱点乱划，或双腿大叉开等，这些动作不但显得拘谨、不大方，还给人以缺乏信心和经验之感，而且也有失仪表的庄重。

3. 自由散漫　倚靠在病区墙壁、患者床旁或病室门旁，显得无精打采，给人以敷衍、轻蔑、漫不经心、懒散懈怠的感觉。

三、行姿

行姿即走姿，指人在行走的过程中所形成的姿势，是站姿的延续，即在站姿的基础上展示人体动态的姿势。护士的行姿应该是"行如风"，即轻盈、敏捷的。体现的是护理人员的动态之美和精神风貌。

（一）基本行姿

护理人员行走之时，应以正确的站姿为基础，并且要全面、充分地兼顾以下六个方面。

1. 昂首挺胸，全身伸直　在行走时，面朝前方，两眼平视，面带微笑，表情自然放松，昂头收颌，挺胸收腹，直腰提臀，两臂自然下垂并前后摆动。

2. 起步前倾，重心在前　起步行走时，身体应稍向前倾，身体的重心应落在行走时前面那只脚的脚掌上，身体就会随之向前移动。要注意的是，当前脚落地、后脚离地时，膝盖一定要伸直，踏下脚时再稍微松弛，并即刻使重心前移，这样走动步态更加优美。

3. 脚尖前伸，步幅适中　在行进时，向前伸出的脚应保持脚尖向前，不要向内或向外（即外八字或内八字步）。同时还应保证步幅不宜过大，一脚之长为宜，即行走时前脚脚跟与后脚脚尖间相距一脚长。

4. 直线行进，自始至终　在行进时，双脚两侧行走的轨迹大体上应呈现为一条直线。与此同时，要克服身体在行进中的左摇右摆，并使身体始终都保持以直线的形态进行移动。

5. 双肩平稳，两臂摆动　行进时，双肩、双臂都不可过于僵硬呆板。双肩应当平稳，力戒摇晃。两臂则应自然地、一前一后有节奏地摆动。摆动的幅度以30°左右为佳，不要横摆或同向摆动。在摆动时，手要协调配合，掌心向内，自然弯曲。

> **考点提示**
> 护士行姿的基本要求。

6. 全身协调，匀速行进　在行走时，速度要均匀，要有节奏感。护士在抢救患者、处理急诊、应答患者呼唤时，为赶速度、抢时间而表现出短暂的快步，称为快行步。这是为了达到以"行"代"跑"的目的。行快行步时，注意保持上身平稳，步态自然，肌肉放松，舒展自如，步履轻快有序，步幅减小，快而稳健，快而不慌。给人一种矫健、轻快、从容不迫的动态美。使患者感到护士工作忙而不乱，由衷地信赖护理人员。

（二）禁忌的行姿

1. 瞻前顾后 在行走时，不应左顾右盼，尤其是不应反复回头注视身后。另外还应避免左摇右晃、重心不稳。

2. 声响过大 行走时应步态轻稳，如落脚过重、声响过大不仅会妨碍或惊吓他人，还常给人留下粗鲁、没教养的印象。

3. 步态不雅 行走时若两脚脚尖向内侧伸构成内八字步，或向外侧伸构成外八字步都很不雅观。

4. 速度多变 在病房重步急奔，或婀娜而行。

四、坐姿

坐姿指人就座至坐定后身体所表现的姿势，是一种静态的姿势，相对于站而言，是一种放松，但也不能过于随便。端庄的坐姿，不仅能给人以沉着、稳重、冷静的感觉，而且也是展现良好气质的重要形式。我国古代用"坐如钟"来形容良好的坐姿。

（一）基本坐姿

1. 女士坐姿 坐定后人体重心垂直向下，腰部挺直，双肩平正，上身正直。臀部不应坐满座位，大体占据椅面的 1/2～2/3 的位置。入座后双脚并齐，双膝靠拢或微微分开，可视情况向一侧倾斜；两臂自然弯曲，两手心向下，双手交叉，叠放于大腿上、椅子扶手上或桌面上。坐定后的姿势应端庄优美，自然舒展（图3-6）。

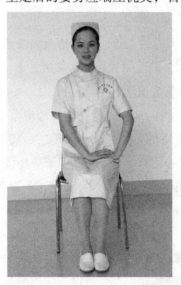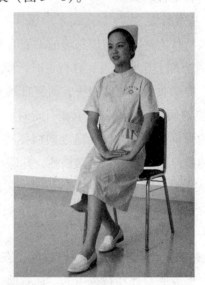

图3-6 女士坐姿

2. 男士坐姿 双眼平视，上身正直上挺，双肩正平，两腿可略分开，但不宜超过肩宽，小腿垂直落于地面，两手放在两腿接近膝盖的部位或扶手上（图3-7）。

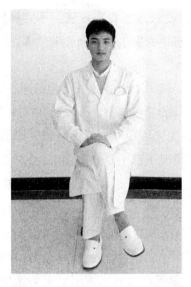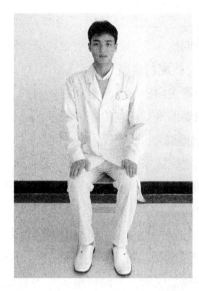

图3-7 男士坐姿

（二）常见的坐姿

1. 正襟危坐式 最基本的坐姿，适用于最正规的场合。要求：上身与大腿，大腿与小腿皆成直角，小腿垂直于地面，双脚并拢。

2. 垂腿开膝式 适用于男性。要求：上身与大腿，大腿与小腿皆成直角，小腿垂直于地面。双膝分开，不得超过肩宽。

3. 双腿叠放式 适合穿短裙女士使用。要求：双脚一上一下交叠在一起，交叠后的两腿之间没有缝隙，如一条直线。双腿斜放于左右一侧，斜放后的腿部与地面成45°夹角。叠放在上面的脚尖垂向地面。

4. 双腿斜放式 适合穿裙子的女士在较低处就座时使用。要求：双膝先并拢，然后双脚向左或向右斜放，最好斜放后的腿部与地面成45°。

5. 双脚交叉式 适用于男女各种场合。要求：双膝先要并拢，然后双脚在踝部交叉。交叉后的双脚可以内收，也可以斜放，但不宜向前方直伸。

6. 前伸后屈式 适用于女士。要求：大腿并拢之后，向前伸出一条腿。并将另一条腿屈后，两脚脚掌着地，双脚保持在同一直线上。

7. 大腿叠放式 适用于男士非正式场合。要求：两大腿叠放在一起，叠放后位于下方的一条腿垂直于地面，脚掌着地。位于上方的另一条腿的小腿向内收，脚尖向下。

（三）禁忌的坐姿

在护理工作中，可以根据工作内容的需要采取坐姿，如与患者谈话、进行病案讨论、参加业务学习等。为了展示护士文明、端庄的仪态，就座后要注意避免以下不雅姿势的出现。

1. 头部不当 坐定之后仰头靠在椅背上，或是低头注视地面，或是左顾右盼、闭目养神、摇头晃脑。

2. 手部不当 坐定后手部小动作不宜过多，如挖鼻孔、掏耳朵、剪指甲，或将两手夹在大腿中间或垫在大腿下，或抱于脑后。

3. 身体不当 坐定后上体不要过于前倾、后仰、歪向一侧，或无精打采趴在桌上。

4. 脚腿不当 坐定后，双腿敞开过大，跷起二郎腿，脚尖冲着他人，颤腿、摇腿，将脚跷到自己、他人的座位上，用脚勾着椅子腿，使对方能看到鞋底。不宜将脚过高抬起，以脚尖指向他人，不宜脱鞋子、脱袜子或两脚击打地面发出响声而影响他人。

（四）就座与离座

就座即走向座位直至坐下这一过程，离座就是指采取坐姿的人要起身离开座位的过程。在社交中要明确就座与离座的礼仪，掌握各个环节的礼仪规范。

1. 就座顺序 与他人一起入座时，一定要讲究先后顺序，礼让尊长，即请位尊者先入座，平辈之间或亲友之间可同时入座。无论什么情况下都不要抢先就座。

2. 就座方位 无论从正面、侧面还是背面走向座位，通常都讲究从左侧走向自己的座位，从左侧离开自己的座位，简称为"左进左出"，是在正式场合一定要遵守的就座规则。如果与他人同时就座，应当注意座位的尊卑，并要主动将上座相让他人。

3. 就座得体 就座时，应转身背对座位。如果距座位较远，可以右脚后移半步，待腿部接触座位边缘后，再轻轻坐下。着裙装或工作服时，一般应先用双手抚平裙摆，再随后坐下。

4. 落座无声 无论是移动座位还是落座、调整坐姿，都应不慌不忙，不发出嘈杂的声音，悄然无声本身就是一种教养的体现。

5. 离座谨慎 起身离座时，动作要轻缓，不要突然起身，以免惊扰他人。也应注意不发出声音或将物品掉落地上。

> **◆考点提示**
> 护士离座和就座的基本要求。

五、蹲姿

蹲姿是由站立的姿势转变为两腿弯曲，身体高度下降的姿势。是在某些特殊情形下采取的暂时性姿势，时间不宜过长，以免引起不适。也是护理人员常用姿势的一种，如整理下层放物柜、为患者整理床头柜等，一般会用蹲姿。

（一）基本蹲姿

蹲姿的运用要优美、典雅。护理人员的蹲姿：左脚在前，右脚稍后，两腿靠紧下蹲，左脚应完全着地，小腿基本垂直于地面，右脚则脚掌着地，脚跟提起。右膝内侧可紧靠于左小腿的内侧，形成左膝高右膝低的姿势（图3-8）。女性应靠紧两腿，男性则可适度分开两腿。臀部向下，基本上右腿支撑身体。

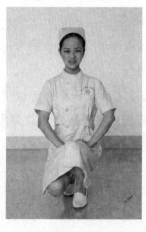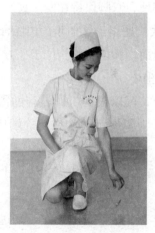

A　蹲姿正面观　　　　　　　B　蹲姿拾物

图3-8　蹲姿

工作中拾物时，在基本蹲姿基础上，一手从身后将护士服由上至下理平整，屈膝下蹲，身体略向前倾，伸手捡拾物品。

（二）禁忌蹲姿

1. 面向 面对他人下蹲，这样会使他人不便。背对他人下蹲，这样做对他人不够尊重。

2. 姿势 下蹲时双腿平行叉开，如上洗手间，不够文雅。或下蹲时低头、弯背，弯上身，翘臀部，特别是女性穿短裙时，应注意遮掩自己身体。

3. 距离 距人过近下蹲。

第二节 护理工作中常见的举止礼仪

优美的护士形象可给患者以美的享受，在疾病的恢复中起到非常重要的作用。护理工作中常见的体态礼仪有：持病历夹、端治疗盘、推治疗车、开关门姿势等。

扫码"学一学"

一、持病历夹

病历夹是用于保存患者病情的病历本并便于随时书写的夹子。入院患者都要建立病程记录，以便随时查阅、讨论，所以病历夹在临床上使用率很高。正确的持病历夹的姿势是：用手掌握病历夹的边缘中上部，放在前臂内侧，持物手靠近腰部，病历夹的上边缘略内收。另一只手自然下垂或者轻托病历夹的下方（图3-9）。

二、端治疗盘

治疗盘是护理工作中常使用的物品。护理人员在做一些操作时，往往需要端治疗盘。正确的端盘姿势配以轻盈稳健的步伐，得体的着装会给患者带去一种精神安慰，从而获得安全感。正确的端治疗盘的姿势是：身体站直，双眼平视，挺胸收腹，双手握于方盘两侧，前臂与上臂成90°，拇指扶住治疗盘中间的两侧，手掌和其余四指托住治疗盘的底部，与手臂一起用力，治疗盘距离胸前5cm。取放和行进都要平稳，不触及护士服（图3-10）。

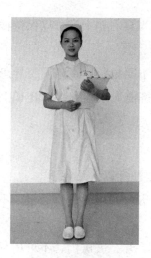

图3-9 持病历夹

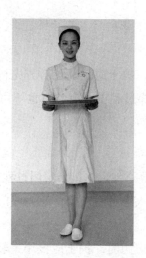

图3-10 端治疗盘

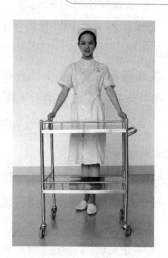

图3-11 推治疗车

三、推治疗车

治疗车也是护理工作中常见的物品。治疗车一般三面有护栏，无护栏的一面一般设有抽屉，用于存放备用物品。推车的正确姿势是：护士位于没护栏的一侧，抬头、面向前方，双眼平视，保持上身直立，腰部挺直避免弯曲，双臂均匀用力，重心集中于前臂。行进中随时观察车内物品，注意周围环境，快中求稳（图3-11）。

四、推平车

平车一般用于运送急危重或手术前后的患者。推平车和推治疗车一样要快中求稳。在运送患者时，使患者的头部位于大车轮端，以减少对患者头部的震荡，小车轮端位于前方，易掌握方向也便于观察患者的面部表情。

五、陪同引导

工作中护士经常有机会陪同引导患者一同行进。在陪同行进时应注意以下几点。

1. 自身所处的位置 双方平行前进时，引导者应该位于被引导者的左侧。若双方单行前进时，引导者应该位于左前方约1米。当被引导者不熟悉前方环境时，一般不应让其先行或在外侧行走。

2. 引导行进的速度 在引导患者前行时，速度应该保持与被引导者同步，特别是老年和虚弱患者更应注意。勿时快时慢，以免患者产生不安全感和不被尊重的感觉。

3. 注意关照和提醒 陪同行进过程中应以被陪伴者为中心，在照明欠佳、转弯、上下楼梯时，应随时提醒患者并给予适当的照顾，防其跌倒受伤。

六、上下楼梯

在陪同引导患者行进中，可能会遇见楼梯，为保证患者安全，在上下楼梯时要注意以下几点。

1. 走专门指定的楼梯 为了方便患者行进，一些医院有专门指定患者上下的楼梯，物品的运送也有专门指定的楼梯，避免货物与患者发生碰撞。

2. 减少在楼梯处的停留 行进中尽量避免在楼梯上停止行走、休息或站在楼梯处与人聊天，以免引起楼梯通道的阻塞。

3. 坚持"右下右上"原则 上下楼梯时不准并排行走，应当自右侧上下，以保持楼梯的通畅。

4. 礼让服务对象 上下楼梯时，护士应该礼让对方先行，不要抢行。在陪同引导患者上下楼梯时应先行在前。在上下楼梯过程中，有急事也不可推挤他人或在人多的楼梯上快速奔跑。

七、出入房门

在医院环境中，为了不打搅和尊重他人，进出房门过程中要注意以下几点。

1. 进入房门前先通报 护士进入患者房门前，应先叩门向房内的患者进行通报，不能贸然进入以免惊扰他人。

2. 用手开关房门 在进出患者房门时，护士应该用手轻拉、开、关房门，不可用身体的任何部位如肘或背推门、脚踢门、膝顶门等。

3. 进出房门要面向他人 房间内有人时护士进出房门应面向对方，切勿反身关门或背向他人。

4. 后入后出　与他人同时出入时，为了尊重别人，护士应后入后出。

八、搀扶帮助

在医院环境里，如遇见身体虚弱的患者，为保证患者的安全，作为医护人员应该主动给予关心照顾。护士对患者进行搀扶帮助时要注意以下几点。

1. 评估患者身体情况　在搀扶患者前护士要评估患者的身体情况，以决定采取何种搀扶的方法，从而既节省体力，又保证患者安全。

2. 尊重患者的意愿　在搀扶前护士需征得患者的同意，以免伤害患者的自尊心。

3. 采取正确的方法　搀扶的手法是以一只手臂穿过对方的腋下，架着其胳臂，再以另一只手扶在其前臂上共同行进。

4. 行进的速度要合适　护士搀扶患者行进时，注意步伐不宜过快，应与患者保持一致，否则会使患者感觉不舒适或缺乏安全感。

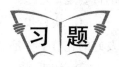

本章小结

护士的举止包括手姿、站姿、行姿、坐姿、蹲姿、捡拾物品、持病历夹、端治疗盘、推治疗车、陪同引导等。在护理活动中，护士的举止作为无声的语言，传递信息，成为重要的沟通方式。良好的举止可增加患者的信任感，唤起患者的美感，并能配合治疗和护理，促进患者早日康复。这就要求护士在工作中始终保持规范而不呆板，稳重而不失活泼，健康而富有礼貌，充满朝气而又诚恳谦逊的举止。所以要熟练掌握各种举止的基本要求，才能做到"站立有相，落座有姿，行走有态，举手有礼"。

习　题

一、选择题

【A1/A2 型题】

1. 护士推治疗车时，重心应落在
　　A. 下肢　　　　B. 前臂　　　　C. 脚　　　　D. 手　　　　E. 上身

2. 护士在工作中的行姿，用下列哪些形容词形容最合适
　　A. 端庄优雅　　B. 稳健有力　　C. 轻盈敏捷　　D. 风姿绰约　　E. 风度翩翩

3. 护士站姿应自然、优雅，下列哪些做法不合适
　　A. 双腿并拢　　　　　　　　B. 腿脚呈丁字形
　　C. 双手相握于腹部　　　　　D. 双手插在口袋里
　　E. 挺腰收腹，目视前方

4. 坐姿端正，不仅给人以文雅、稳重、冷静的感觉，而且是自我气质的良好体现，因此不正确的坐姿是
　　A. 双脚并齐

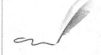

B. 双手放于两侧扶手上

C. 臀部只坐椅面2/3，不倚靠椅背

D. 双膝靠拢

E. 臀部占满座位，避免摔跤

5. 护士在捡拾物品时，为了达到节力美观，下列不正确的是

A. 屈膝蹲位　　　　　　　　　B. 护士服下缘不可以接触地面

C. 双脚并拢　　　　　　　　　D. 双脚前后分开

E. 身体略向前倾，伸手捡拾物品

6. 基本站姿中有一个要领"挺"，对于做到"挺"的要求描述不正确的是

A. 头平　　　B. 颈直　　　C. 肩夹　　　D. 背挺　　　E. 肩正

7. 护士站立时，手的放置位置很重要，以下做法不正确的是

A. 双手垂握于下腹部

B. 双手相握于中腹部

C. 一臂垂于体侧，一手置于腹部

D. 双手分别置于身体两侧

E. 双手叉腰

8. 坐姿中腿部不正确的动作是

A. 勾脚尖　　　　　　　　　　B. 双腿内收

C. 双脚并拢　　　　　　　　　D. 不乱抖动

E. 双腿斜放即双腿与地面成45°夹角

9. 在上下楼梯时，应坚持的原则是

A. 左上左下　　B. 左上右下　　C. 右上右下　　D. 右上左下　　E. 任何方向

10. 护士在抢救患者时，应采取的行姿是

A. 行步　　　B. 小跑步　　　C. 快行步　　　D. 跑步　　　E. 慢步走

11. 在常见手势语中，普遍表示友好的礼节手势是

A. 握手　　　　　　　　　　　B. 挥手

C. "V"字型手势　　　　　　　D. "OK"手势

E. 招手

12. 蹲姿是护理工作中护士常用姿势之一，下面哪种情况不应采取蹲姿

A. 在换衣服系鞋带　　　　　　B. 整理衣柜

C. 在患者正前方捡拾物品　　　D. 为患者整理床头柜

E. 整理床单位

13. 护士端治疗盘时，不正确的描述是

A. 身体站立，挺腰收腹　　　　B. 肘关节呈90°

C. 治疗盘紧贴身体　　　　　　D. 取放平稳

E. 拇指扶住治疗盘中间的两侧，手掌和其余四指托住治疗盘的底部

14. 护士小杨在静脉穿刺过程中，不慎将止血带掉在地上，在蹲下捡拾时不妥的是

A. 注意遮掩自己身体

B. 不离人过近时下蹲

C. 下蹲时与他人侧身相向

D. 将臀部抬高，上身弯曲捡拾物品

E. 俯下身体，重心向下，身体略前倾

二、思考题

内科护士小刘，今天值班，负责病区患者的静脉输液和更换液体。由于输液的患者较多，为减少走动次数，她一手推着治疗车，另一手托着治疗盘，快速大步进入病房，期间要求患者家属打开病房门，进入病房后，用脚协助关上病房门，很快就将全病区所有患者液体输上，受到患者及家属的好评。

1. 如果你是该病区护士长，你认为小刘的做法合适吗？

2. 小刘哪些做法不正确，正确做法是？

（刘淑霞）

扫码"练一练"

第四章　护士工作礼仪

学习目标

1. **掌握**　门诊、急诊、病房、手术室护士工作礼仪。
2. **熟悉**　护理工作礼仪的基本要求及护理操作礼仪。
3. **了解**　急诊护士的素质要求。
4. 学会护理工作中门诊、急诊、病房护士工作礼仪的技能。
5. 具有将护士工作礼仪运用到临床实践中的自觉性，树立良好的职业形象。

故事点睛

　　旁白：一综合医院门诊大厅，护士小张远远地看见一位患者表情痛苦，用手捂着胃部，弯着腰向分诊台走来，赶紧站起来迎过去。"先生，您好！我是分诊护士小张，请问您哪里不舒服？"患者表情痛苦地回答："我好像胃疼，现在有点受不了，你能快点告诉我怎样挂号吗？"护士小张说："您别急，我知道您很痛，需要我扶您吗？我带您到内科急诊挂号处，这样很快您就能看病了。"患者回答道："我还行，我自己走，麻烦你带我挂号"。小张说："好的，请跟我来，请往这边走"。

　　人物：由两名学生分别担任故事人物，进行角色扮演。

　　请问：

　　1. 护士小张的言行符合门诊护理礼仪吗？

　　2. 急诊护士应如何做好急诊护理礼仪？

　　3. 护士应如何将门诊、急诊礼仪运用到临床实践中，并树立良好的职业形象？

　　护理工作礼仪是护士在专业活动中，其思想、语言和行为的外在表现。随着社会的进步和经济的发展，人们更加注重生命的质量。护理工作一直以关心患者、关爱生命为核心，随着整体护理在临床实践的应用和发展，对护理人员提出了更高的要求。每一位护理人员在工作中应以最佳的"知书识礼"状态护理每一位服务对象，才能营造一个温馨、和谐的护患氛围，起到非医药所能及的效果。

第一节　护士工作礼仪概述

一、护士工作礼仪的基本要求

　　在护理实践中，护士应严格遵守礼仪规范，热情周到地为患者服务，在与每位患者的接触中，要注意自己的行为举止，符合人际交往的行为礼仪规范，才能给患者留下美好的印象，才能营造出友善、亲切、温暖、积极的医疗护理环境。因此，在护理工作中护士应

扫码"学一学"

遵循以下基本要求。

（一）尊重患者

尊重患者，指尊重患者的人格和权利。尊重患者的人格，即尊重患者的个性心理和尊严。患者不能因为疾病而受到歧视、训斥、侮辱、嘲弄。如遇到精神病患者、未婚先孕、性传播疾病（艾滋、梅毒）、容颜伤残、肝炎等患者，应尊重维护他们的尊严，给予平等的服务。

尊重患者的权利，患者病情变化多端，偶然性因素较多，故医疗护理服务科技含量高、风险性较大。在医疗护理过程中，应充分尊重患者的各种权利，如尊重患者及时获得医疗的权力，在医疗过程中的知情权，医疗方案的选择权，对医疗行为的拒绝权、个人隐私权等。

（二）诚实守信

诚实守信，指待人要真诚，承诺之事要付诸行动并实现诺言。在护理人员与患者交往过程中，应恪守诚实守信原则。在医院，护士常是患者寻求帮助的对象。当患者请求帮助时，护士应根据患者病情、医院条件、实际可能，尽力满足，不可对患者信口开河、随意允诺。承诺之事应努力兑现，不要让患者失望。如不能满足患者的要求，应解释原因取得理解，可将相关解决问题的信息告诉患者，让患者向其他人寻求帮助，如告诉能解决问题的其他医务人员的联系方式等。

（三）举止文雅

举止文雅指一个人的行为适度、大方、稳重。护士的行为举止直接影响到患者对护士的信赖度和治疗、护理的信心，因此应努力做到以下几点。

1. 举止得体 护士举止要落落大方，不要随意依靠床边、桌边及门边。保持良好的卫生习惯，不要随地吐痰，当众擦拭鼻涕、清理喉咙。

2. 言谈得体 谈吐礼貌、温文尔雅、不恶语伤人，粗俗无理。称呼、声音、语气要尽可能使患者感到亲切、自然。

3. 品行端正 切忌在公共场合嬉笑打闹，与异性接触时应注意自己的言行。

（四）雷厉风行

雷厉风行是指一个人处理问题果断、动作敏捷，干脆利索。护理工作是治病救人，对时间的要求很严格。尤其是在急救中，争取时间就等于争取生命，任何的优柔寡断都可能延误抢救的最佳时机，导致病情的恶化，甚至生命的丧失。在抢救急危重症患者时应发挥雷厉风行、镇静果断、机智敏捷的工作作风。

（五）保护隐私

患者的隐私，指患者不愿他人知道的隐情。如有损个人名誉的疾病、生理上的缺陷等。患者的隐私权受法律保护，护士在工作中应注意以下几点。

1. 禁止触及与治疗及护理无关的个人隐私 护士收集资料时，与治疗及护理无关的个人隐私一律禁止触及。如果是治疗护理所需，应尊重患者的态度，在相互信任的基础上，使患者敞开心扉，一旦患者告之，护士一定要保护其隐私。

2. 注意沟通的时间和地点 如谈话涉及隐私，需要选择恰当地谈话地点。在保密、保护隐私的环境下进行交谈。病室内人员较多时，应尽量避免在病室内进行交流。交谈时回避其他无关人员，必要时与患者单独交流。

3. 注意维护患者的生理隐私权　检查治疗时，尽量减少患者躯体的暴露，应及时遮盖。在病房内给患者做治疗护理时，应拉上两床之间的屏风帘，让无关人员回避。

4. 对患者的病情应保守秘密　患者的病情属于个人隐私，在非治疗护理区域如电梯、走廊等，不应随意讨论患者的病情，更不要向与治疗无关的人员透露。如有病例讨论，也应在护士站或医生办公室进行。

（六）共情帮助

共情又叫移情、换位思考。是站在当事人的角度和位置，客观的理解当事人的内心感受，而且把这种理解传达给当事人的一种沟通交流方式。共情不是同情，共情是分享他人的情感，同情是表达自我情感。护士对患者的共情，表现为设身处地地为患者着想，站在患者的角度去看待问题，体验患者和家属的情感和痛苦。这样才能准确理解他们的需要，提供有效的护理措施。护士共情能力的提高，可以提高护理质量。

共情的表达方式：一是直接确认，对患者传递的信息直接肯定。如"你说得很对""我同意你对这个问题的看法""是的，这个问题很重要"。二是表达理解支持，努力使对方感到自己被接受。如"我想，我明白你的意思""我认为你能做到的""你取得的进步给我留下了很深的印象"。三是表达积极情感，对他人做肯定的、非批评的情感反应。如"我很高兴你告诉我这一切""你所说的一切，使我想要进一步了解这个问题"。另外，多使用"如果是我，该怎么办？"这样的话语，可以减少患者产生被疏远和陷于困境的孤独感觉，让患者感到护士能够真正地理解他，促进护患关系。

> **考点提示**
> 护士工作礼仪的基本要求。

二、护理操作中的礼仪规范

护理操作是护士为患者实施治疗护理，帮助其恢复健康的重要手段，是护理工作的主要内容，也是建立护患关系的重要基础。严格按护理规程进行操作，是医疗护理安全的重要保证。护士规范、得体、礼貌的操作语言，友善的态度，能够使患者得到信赖感与安全感。减少护患纠纷和矛盾，使患者以积极的心态配合疾病的治疗和护理。

（一）操作前的礼仪

1. 充分的准备　实施操作前，护士应着装整齐，洗手、戴口罩，修剪指甲。明确患者的病情、心理状况；操作的目的、方法、所需的物品，实施中的注意事项；意外情况发生时的处理原则、方法等。还应为患者准备一个舒适适合治疗的环境。

2. 得体的仪容举止　操作前，注意自身仪容的整齐、清洁、无污染。同时保持得体的举止，如行走时要轻快敏捷、悄然无声；入病房时先轻轻敲门再进入，并随手将门带上；进入病房后微笑点头、亲切礼貌地与患者沟通、打招呼、向患者问好。无论操作前、中、后护士都应该保持得体的行为举止。

3. 礼貌的言谈、清晰的解释　操作前护士应以礼貌的语言，向患者清晰的解释本次操作的目的、方法、过程，患者需要做的准备、有可能出现的不适、如何配合等。让患者有充分的心理准备，减轻对护理操作的恐惧感，确保操作顺利实施。同时，在解释时护士也要认真的查对患者床号、姓名、性别、年龄、诊断、药物使用的剂量、浓度、执行时间，保证操作的安全、准确。

（二）操作中的礼仪

1. 态度和蔼，关怀体贴　操作中注意言辞态度和蔼，语调要低、声音要轻。通过语言、表情和体态语来显示出对患者的关怀。随时与患者沟通，及时询问患者的感受。同时给予安慰鼓励，分散注意力，减轻痛苦恐惧，增强信心，争取最大程度的合作。

2. 操作娴熟，指导有效　娴熟的操作技术、轻柔的动作，可以有效减轻患者的不适感。增加患者对护士的信任，使护理操作顺利进行。操作过程中，护士必须选择合适的语言来指导，表达清楚，使患者能够明白。对患者做出的配合，要及时给予肯定。通过有效的指导和配合，降低操作难度，提高操作质量。

3. 尊重患者，保护隐私　不少操作都会涉及暴露患者身体或隐私部位，要注意保护患者，必要时拉上床帘，请无关人员暂时离开病房。

（三）操作后的礼仪

1. 诚恳致谢　当患者配合完成操作后，应当对患者的配合表示感谢。同时也让患者理解这种配合，有利于护理工作的开展。

2. 亲切的嘱咐和安慰　操作结束后，根据患者的病情、所实施的操作给予嘱咐，告知相关注意事项。还应询问患者对操作的感受，给予适当的安慰鼓励。如嘱咐"如感觉有任何不适，可按铃呼叫，我们会及时为您处理的""祝您早日康复"。

诚恳致谢，亲切的嘱咐和安慰。一是体现对患者的关心。二是可以了解患者操作后的感受。三是交代操作后的相关注意事项，减轻患者的顾虑。

（四）操作失败后的对策

护士在操作中一旦失败，请不要紧张，应沉着冷静，查清原因并及时处理。首先向患者及家属道歉，再次征求患者与家属的意见，如果得到允许方可采取措施进行弥补，否则另请经验丰富的护士补救。切忌固执己见，强行操作，再次失败，使护患矛盾激化，产生护患纠纷难以收场。

三、操作礼仪范例

护理操作礼仪不是千篇一律的，应当根据操作的特点和具体要求，以及操作对象的不同，如性别、年龄、职业、个性等灵活应用。应因时、因地、因人制宜，做到触类旁通、举一反三，而不是机械的生搬硬套。

口服给药法

案例

刘玲，女，40岁，农民，肠道手术前，护士发口服药：甲硝唑片2片。

1. 操作前的核对评估和解释

护士：您好！我是您的责任护士，我姓张，请叫我小张就行了，能告诉我您的名字吗？

患者：您好！我是刘玲。

护士：是3床的刘玲，对吗？

患者：是的。

护士：我看一下您的手腕带，谢谢！（再次确认床号和姓名）

患者：（抬手腕）

护士：刘大姐，您好！我是护士小张。因您需要做手术，术前需要进行肠道准备。医生开了肠道抗菌药甲硝唑给你口服，有助于预防手术切口感染。

患者：噢，好的。

护士：请问，您以前对什么药物过敏吗？

患者：没有。

护士：甲硝唑这个药有一定的胃肠道反应，所以尽量不要空腹服用，请问您吃饭了吗？

患者：吃过了。

护士：好，我去取药，请您稍等。

患者：好的。

2. 操作中的指导（护士取药回到病房）

护士：大姐，请问您是 3 床的刘玲，对吗？

患者：是的，我是刘玲。

护士：我看看您的手腕带。（再次确认床号和姓名）

患者：（抬手腕）

护士：现在给您发的是中午 12 点的甲硝唑 2 片。来，我扶您坐起来。（护士将床头摇高，扶患者坐好）

患者：好的，谢谢！

护士：温开水已经给您准备好了，请服用吧。（护士递给患者温开水和药）

患者：好的。（患者接过药物和温开水服下）

3. 操作后的嘱咐与致谢

护士：刘大姐，您服用的甲硝唑有一定的副作用，可能引起胃肠道反应。如果您在服用后有胃部不适或恶心等反应，请不要紧张。如反应严重，不能忍受，可以按呼叫铃，我们会及时给您处理的。

患者：好的。

护士：我把床头摇平，帮助您躺好。

患者：谢谢！

护士：不客气，这是我应该做的。您好好休息，谢谢您的配合！

第二节 门诊与急诊护士工作礼仪

随着社会的进步与发展，人们对医疗服务的需求越来越高，为患者提供全面优质的服务，是现代医学发展的需要。所以护士必须具备良好的职业素养，使自己的言行符合人际交往的行为规范，匹配工作岗位的要求。

一、门诊护士工作礼仪

门诊是医院面向社会的窗口，是患者就医的第一环节，门诊护士的服务直接影响医院的整体形象。门诊护士应为患者创造一个整洁、舒适的就医环境，一个亲切、健康向上的人文环境。所以要求门诊护士必须有端庄的外在形象和良好的交际礼仪修养。

门诊护士要做到：一到，服务到位；二微笑，微笑服务、微笑接待；三问，问好、问病情、问需要；四心，爱心、热心、细心、耐心；与家属沟通过程要您字当头，请字当先，谢谢二字不离口。

（一）导诊护士工作礼仪

1. 仪表端庄　上岗时应仪表端庄，着装合适得体。举止大方，态度和蔼、言语得当。

扫码"学一学"

导诊护士站、立、行的姿态，符合礼仪标准。

2. 接待有礼　当患者来医院门诊时，导诊护士要热情迎接，礼貌地自我介绍并给予适当帮助："您好，我是导诊护士，您需要我提供什么帮助吗？"遇到行动不便的患者，要主动上前搀扶，必要时要用轮椅或手推车接送。

3. 指示清晰　当患者问路时，导诊护士要热情为其指示明确方位，并等患者完全明白后才可返回工作岗位，必要时，应将患者送到目的地或介绍给另一位工作人员。指引时，要运用合适的指导用语，如"您可以从这里过去，走到头右拐即到"。为患者领路时，身体应侧向患者，侧步行走，这样既是对患者的尊重，也有利于观察患者的病情变化。

案例1

一位患者来医院就诊，导诊护士进行了如下询问和指导。

护士：您好！我是导诊护士，您是来看病吗？

患者：是的。

护士：请问您有我院的病历吗？

患者：没有。

护士：那是第一次来我院看病吧！请问您那里不舒服？

患者：这两天我受凉了，发热，咳得厉害，晚上也睡不好。

护士：那应该到呼吸科看看，请到2号窗口排队挂号，病历要妥善保管，下次来看病时，记得带上它……到呼吸内科请往里走左拐203室。请您走好，再见！

（二）门诊护士工作礼仪

1. 开诊前　开诊前，应对自己的形象进行修饰，做到着装整齐、精神饱满。做好各项准备工作，为患者提供清洁、安静、舒适的就医环境。

2. 接诊时主动迎接患者　当患者前来就诊时，护士应主动接待："您好！这里是××科诊室，请您把挂号凭证和门诊病历交给我好吗？"护士双手接过，并按号码顺序排列，安排患者就诊。如需患者等待，应礼貌地告诉患者："您是8号，现在正为6号患者诊断，请坐下来休息稍等，轮到您时，我会呼叫您的名字"。对来院复查的患者，要尽量安排原诊治医生进行检查，以便于治疗效果的连续观察。

3. 维持良好的就医秩序　医院就诊患者多，排队时间较长。大多数患者，希望尽快见到医生，把排队就诊看成是一件不愉快的事情。由此引发许多护患矛盾、患者之间的纠纷。如何处理好这些矛盾和纠纷，几乎是护士每天必须面对的问题。护士不仅自己要做到礼貌对待患者，还要影响、带动他们做到相互尊重、相互同情、礼让对方；同时密切观察，遇到病情较重或病情加重的患者，及时安排提前就诊，防止患者在门诊候诊时发生意外。

案例2

一位老年男性患者在门诊排队候诊，护士巡视发现该患者面部潮红、呼吸急促，身体缩成一团。护士询问：

护士：老大爷，您哪里不舒服？

患者：我很不舒服，好像在发烧。

护士：（手摸患者额头）老大爷，您额头是有些烫，请稍等，我去拿体温表。（测得体温为39.7℃，一面向家属、一面向其他患者打招呼）这位老大爷病情比较急，请大家稍等、照顾

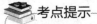
考点提示
　　导诊、门诊护士工作礼仪的内容。

一下，让老大爷先看病，谢谢大家。

二、急诊护士工作礼仪

急诊患者发病急、病情危重、随时可能发生生命危险，患者及家属都把生的希望寄托在医护人员身上。由于患者及家属心情急，所以急诊科最容易发生医患纠纷。急诊护士在为患者提供及时、快捷的医疗急救服务时，还要减少和处理好各种矛盾和纠纷。

（一）急诊护士素质基本要求

1. 技术精湛，决策果断　急诊护士的技术能力直接关系患者的生命转归，也反映医院的整体护理水平。急诊护士应掌握各种急救理论知识和技能，具备敏锐的观察能力，沉着冷静、机智果断的应变决策能力，才能应对复杂多变的急诊救护工作。

2. 身体健康，精力充沛　急诊随时要抢救急危患者，工作繁琐紧张，突发事件多，体力消耗大。因此，只有身体健康、精力充沛的护士才能胜任。

3. 高度的法律意识　社会的发展，国家法律、法规的健全，患者法制观念日益增强，对医疗护理服务安全质量不断提高。护理工作稍有疏忽，就会造成患者的不满和投诉，甚至引起医疗纠纷。因此，急诊护理工作应严格遵循各项操作常规，牢固树立安全质量第一的法律观念和意识。

4. 良好的团队协作精神　急诊护士要与医生配合齐心协力抢救患者，及时沟通，分工合作。在多个科室医护人员共同抢救时，更要团结协作、紧密配合完成急救工作。要注重同事间的文明礼貌，互相理解尊重。

（二）急诊接待礼仪

1. 充分准备，积极配合抢救，忙而不乱　急诊是在最短的时间，采取最有效的急救医疗措施，使急性症状得以缓解，防止重要器官受到损害。危重患者就诊后，应迅速展开绿色通道，为抢救生命争取时间。在第一时间进行各项急救措施，做到忙而不乱，稳中求快。所以，急诊护士要做好急救前的准备工作，备好各种抢救设备、药品、器械，做到定点摆放，数量齐全，性能良好、完备率100%。

在抢救过程中，积极主动与医生做好配合。随时注意与医生沟通，确保执行医嘱的准确性。紧急情况下，如执行口头医嘱，护士必须复诵一遍，核对清楚，方可执行。在医生到来之前，护士可酌情对危重患者予以急救处理，做好给氧、输液、清创包扎、止血、人工呼吸、心肺复苏等。

2. 急不失礼，稳定患者情绪，用语简单明确　急救时，护士应心中有数、临危不乱，始终保持从容礼貌的工作态度，稳定患者和家属的情绪。对急诊患者，语言应简单明确、富有同情心，如及时询问"您好，您哪里不舒服？"并迅速安排就诊，需送往急救室的患者，应对患者说"别紧张，我们会尽力为您治疗，我就在您身边"。在抢救过程中，及时安慰、稳定患者的情绪，"别担心，您现在好多了，好好配合治疗，安心休息"。

3. 做好沟通，处理好与患者及家属的关系　由于病情急，患者家属没有心理准备，焦虑、坐立不安，担心抢救能否成功，因此，常向护士询问有关病情和急救情况，护士要及时、耐心、科学的回答。为保证急救的正常进行，护士应劝说家属在急救室门外或者家属休息区等候，在积极抢救的同时，要和家属进行必要、适当的沟通，向家属交代患者的病情，使他们有思想准备。

在急救时，患者及其家属情绪激动，迫切希望得到救治。如果医务人员行为或言语上稍有不当，就会产生医患纠纷，甚至医护人员的安全会受到威胁。所以，当患者及家属在言语、行为方面表现出不满、冲动时，护士应理解他们的过激行为，冷静对待，避免使用刺激性和冲突性的语言，可以告诉他们"我们正在积极地救治，请配合我们"，切勿用"不清楚""烦死了""没希望""慌什么"等恶性语言来刺激他们。

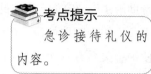

考点提示

急诊接待礼仪的内容。

扫码"学一学"

第三节　病区与手术室护士工作礼仪

一、病区护士工作礼仪

病区护士应以热情礼貌的态度对待患者，积极主动地安慰患者及其家属，为其提供专业贴心的服务，尽可能满足他们的合理需求，使患者能够安心住院，树立战胜疾病的勇气和信心。病房护士文明礼仪服务应做到"七声"，即：患者初到有迎声，进行治疗有呼声，操作失误有歉声，与患者合作有谢声，遇到患者有询问声，接打电话时有问候声，患者出院有送声。

（一）患者入院护理工作礼仪

1. 指导并协助办理入院手续　患者或家属办理住院手续时，护士一方面应对患者的疾病表示出同情和关心，另一方面要耐心、细致地指导患者或家属办理入院手续，如填写入院登记表、交纳住院押金、办理医疗保险等。切忌冷言冷语、漠不关心，更不能给患者和家属摆脸色或厉声斥责。手续办完之后，住院处的护士要打电话通知病区值班护士，做好迎接患者入院的准备。

2. 护送患者进入病区　在护送患者进入病区的过程中，可边走边与患者和家属沟通，了解患者的病情及实际困难。护送时，注意侧向患者或与患者平行。对需搀扶的患者，要主动搀扶。对行走不便的或病情危重的患者用轮椅或平车护送。护送过程中应观察患者的病情，并注意安全、保暖。到达病区后，应与病区值班护士就患者的病情、住院手续、生活物品等进行交接，做到服务有始有终，一环不漏。

（二）患者进入病区后的工作礼仪

1. 新入院患者的接待礼仪

（1）迎接入院患者礼仪　当新入院的患者进入病区，接待护士要起身微笑迎接，安排患者就座，亲切问候，进行自我介绍："您好，我是护士×××，由我来接您。请您把门诊病历和有关手续交给我。"同时双手接过病历以示尊重。其他护士若在场，也应抬起头来，面向患者亲切微笑，点头示意，表示欢迎。

（2）做入院介绍礼仪　办理完入院手续，接待护士应尽快护送患者进入病房，并通知责任护士和主管医生。责任护士应在第一时间内看望患者，耐心细致地做好以下各项工作。①向患者介绍自己、主管医生：如"您好，我是您的责任护士，我叫×××，住院期间您有什么需要可随时找我。您的主管医生是×××大夫，他一会儿来看您"。然后介绍同病室的室友。②简要的了解患者的病情、病史以及现在的情况。③对病区的环境如护士站、医生办公室、卫生间、配膳室、治疗室、处置室等进行介绍。若病情允许，责任护士亲自带患者到病区熟悉环境。④告诉患者床边有关设备的使用方法，如"这是您的床位，床下有脸盆架、鞋架，床侧有床旁柜，床头有呼叫器，您有什么事可按铃呼叫我们，我们会尽力帮助解决"。⑤介绍住院的有关制度时，如探视制度、陪护制度等。⑥介绍过程中如患者取坐位，护士应取站位；患者取卧位，护士应取坐位，平行的视线适于彼此的交流。⑦为了使护患关系有一个良好的开端，患者愉快的接受介绍，介绍时语气要温和，措辞要委婉，尽量多用"请""您""为了您"等礼貌用语，避免使用"不准""必须"等命令式词语。

2. 患者住院期间的护理礼仪 患者住院期间，病房护士的言行举止直接影响着患者的心理和情绪，这就要求护士给予更多的关怀和帮助。在护理活动中，务必做到"亲切、轻柔、稳妥、准确、快捷"。

（1）言辞亲切关怀 新入院患者存在适应新环境的过程，希望被尊重和重视。护士亲切关怀的问候，鼓励的话语，一个关心的动作，都会使患者感到温暖，缩短与患者之间的距离。因此在查房、治疗时，应用合适的尊称，要求患者协助配合说声"请"，得到配合后说声"谢谢"，与患者交谈时，看着对方，注意眼神的交流。

（2）举止轻柔自然 病房护士的站、坐、行姿及各种操作动作应轻柔自然、规范，行走时步履轻快敏捷，神情庄重自然，推车动作平稳，无噪声，开关门动作轻，操作动作准确，给患者安全、优雅、轻松、舒适的感觉。

（3）技术娴熟、快捷准确 患者入院后都有安全感的需要，渴望通过医务人员准确的诊断、娴熟的技术来减轻病痛，恢复健康，尤其是患者病情危急的时候，护士丰富的临床经验，及时准确的判断和处理，是患者获得有效救治的关键。如在抢救大出血休克患者时，护士迅速建立静脉通道，及时为患者擦干血渍，有条不紊的采取各种抢救措施，会赢得患者和家属的信任，如若表现惊慌失措、手忙脚乱，会加重患者的恐惧心理，可能导致抢救的失败，同时会引起医患纠纷，所以，护士执行各项操作应娴熟快捷、准确到位。

（4）尽量满足患者的需求 对于患者不同的需求，病房护士应在合理的范围内尽量给予满足。满足患者的需求是在遵守原则的基础上，不能违反医院的规章制度，不侵犯他人的利益，不违背社会公德。如患者入院后急于想获知与自己相关的疾病信息，包括诊断、治疗方案和预后情况等，病房护士应针对患者的具体情况给予健康指导，介绍有关疾病方面的知识，并做好解释工作，满足患者的需求。

（三）患者出院时的护理工作礼仪

患者经过治疗和护理，病情痊愈、好转或因为其他情况离开医院，护患关系进入结束期。为使护患关系有一个完美的结束，护士应注意礼仪规范。即使曾经发生过不愉快，也会随着疾病的恢复、好转，以及护士的主动沟通而改变。

1. 祝贺出院，征询意见 患者即将出院，首先应对患者的康复或好转表示祝贺，感谢患者在住院期间的理解与配合，征询患者和家属的意见和建议，对医护工作中存在的不足之处表示歉意，并对患者表达一如既往的关怀，随时为患者提供力所能及的服务。

2. 出院指导，细致入微 协助患者和家属办理出院手续，做好用药指导，卫生宣教，提供专家出诊时间，嘱患者定期门诊复查，如有不适，及时来医院就诊。

考点提示

病房护士工作礼仪的内容。

3. 出院送别，周到有礼 患者出院手续办理完毕，责任护士应协助患者整理好个人物品，将患者送至病房门口、电梯口或车上，并嘱其多保重身体，向患者及家属握手告别。

二、手术室护士工作礼仪

手术室护士工作特殊，责任重要，任何差错事故都可能给手术带来不可挽回的影响。手术护士必须严格要求自己，养成严谨、认真、细致的工作作风，提高自身礼仪修养。以最佳的礼仪面貌、负责任的工作态度、高效率和高质量完成工作。

（一）术前工作礼仪

在迎接患者时，应做到"六个一"：一声亲切的问候，一副整洁的平车，一次认真的查对，一个无菌的环境，一张安全的手术床，一次详细的宣教。

1. 做好术前疏导

（1）亲切交谈，细致了解 术前应与患者及家属做细致的交流，了解患者的病情、病史、生活习惯（吸烟史、饮酒史）、社会背景（职业、社会地位）、性格爱好、接受手术的态度，存在哪些顾虑要求，掌握患者的心理状态。有针对性的恰当的说明、解释，用成功案例激励和安慰患者，消除患者的思想顾虑，安心接受手术治疗。

（2）讲究技巧、沟通有效 即将面临手术的患者心理敏感、脆弱，护士与他们交谈一定要注意技巧，态度要诚恳，语言要通俗易懂，选择适宜交谈的时间，避开其他患者的干扰及患者进食和治疗的时间，交谈的时间不宜过长，以免引起患者的紧张和疲劳。注意措辞要恰当，避免使用一些会引起患者不安的词汇，如死亡、大出血等。信息表达要准确，不清楚的问题请医生回答，不必对手术过程进行详细说明，以免增加患者的心理压力。

2. 接待手术患者的礼仪内容

（1）认真核对，严防差错 手术前护士与病房护士应认真仔细的做好患者的交接与核对工作，核对患者的床号、姓名、性别、年龄、诊断、手术项目等，严防接错患者，仔细核实病房术前准备工作是否已完成。

（2）安慰鼓励，减轻压力 患者在被送往手术间的过程中，仍会出现紧张、焦虑、恐惧等心理，护士在接送患者时应保持态度温和，表情亲切，动作轻缓，语调柔和，创造亲切柔和的人文环境，使患者平静放松。

（二）术中工作礼仪

手术无论大小都是创伤，恐惧和焦虑是手术患者的普遍心态，躺在手术台上的患者不安和无助，对周围环境很敏感。手术过程中，医护人员除认真仔细地开展手术外，应尽量注意自己的言行，避免一些无关的言谈，不要增加患者的心理负担。

1. 礼待患者，视如亲人 手术是患者人生的一次重要经历，尤其是较大的手术，是医护人员与死神搏斗的过程。手术成功，能给患者带来健康和希望；手术失败，意味着患者失去健康甚至是生命。所以，医护人员应像对待自己的亲人一样，善待每一位手术患者。

患者进入手术室时，护士应主动搀扶或推车迎接患者。进入手术室后，将患者扶到手术床上躺下，帮助患者摆好麻醉体位，解释正确体位对麻醉、手术的重要性。用温暖鼓励的话语安慰患者"请放心，我们一直陪着您"。手术结束患者进入麻醉苏醒期，护士应轻拍患者的肩膀，并在患者耳边，轻呼患者："某先生（女士、小朋友），您醒醒，手术已经结束了，您感觉怎样，还疼吗？"促使患者早些苏醒过来。

2. 言谈谨慎，举止从容 手术过程中医务人员要注意言行谨慎、举止得当。所有参加手术的人员，应沉着冷静、认真仔细地进行手术，任何情况下都不慌乱。手术开始后医护人员应尽量减少交流，更不能议论一些会加重患者负担，甚至引起患者误会的话，如"糟了""弄错了""血不能止了"等语言。因为处于应激状态下，非全身麻醉的患者非常敏感，对医务人员的一言一行，一举一动都会非常认真地体会和考虑，如果术后发生不良情况，患者会把术中听到的话语及当时的情景联系起来，产生误会甚至引起医疗纠纷。

（三）术后工作礼仪

手术虽已结束，许多病情变化都发生在术后，护士应关心、重视术后患者的病情，及时发现问题。护士应加强与术后患者的沟通与观察，提高手术疗效，保障患者生命安全。

1. 和蔼真诚，告知效果 手术结束后，手术室护士应以和蔼真诚的态度第一时间告诉患者及等候的家属手术情况。手术效果好的，告之手术顺利；不是十分理想的手术，应如实告知家属，并根据患者的知情要求和对不良信息的承受力，采取适当的沟通方式选择告之。

2. 认真交接，鼓励安慰 手术结束后，手术室护士护送患者回病房，认真同病房护士交接患者病情，如导管是否通畅，手术伤口有无渗血，患者的意识情况，生命体征等。指导患者及家属应注意体位、保暖及术后相应的活动等，鼓励患者树立信心，积极配合病房的护理工作，早日康复。

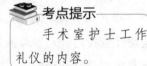

考点提示
　手术室护士工作礼仪的内容。

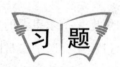

本章小结

护士工作礼仪包括护士工作礼仪的基本要求，护理操作中的礼仪规范，门诊、急诊、病区、手术室工作礼仪。要求护士熟练掌握不同护理岗位的护士工作礼仪，并应用到临床实践中。在护理活动中，遵守护理工作礼仪，尊重患者、诚实守信、举止文雅、言谈得体可让患者感到关心和温暖，并得到患者的信任和尊重，增加患者的安全感，积极配合治疗护理，促进患者早日康复。

习 题

一、选择题

【A1/A2 型题】

1. 门诊护士安排候诊和就诊时，下列哪项正确

　　A. 高热患者正常就诊　　　　　　　　　B. 根据医嘱测量生命体征

　　C. 劝慰呼吸困难患者耐心等待　　　　　D. 不按病情轻重安排就诊

　　E. 年老体弱者安排提前就诊

2. 护士对前来门诊就诊患者的护理礼仪中，下列哪项不合适

　　A. 与患者交流语言亲切　　　　　　　　B. 安慰患者

C. 与患者沟通时目光随时漂移   D. 尊重患者

E. 与患者交流时认真

3. 在急诊科，急诊护士工作礼仪中以下哪项不妥

     A. 充分准备，物品随意放置   B. 掌握时机，果断处理

     C. 团结协作，配合抢救   D. 理解患者，给予帮助

     E. 疏导安慰，健康指导

4. 在护理操作礼仪中，下列哪项正确

     A. 护士走路摇晃   B. 用治疗车轻轻撞开门

     C. 护士操作中禁止患者去洗手间   D. 操作规范，适时给予指导

     E. 患者情绪不好时，护士避免打扰不予安慰

5. 护士在接诊患者入院时，下列哪项礼仪不符合要求

     A. 患者来到病区，护士起身礼貌招呼   B. 称呼用敬语

     C. 给患者找座   D. 护士表情沉着严肃

     E. 给患者热情介绍病房设施、主管医生、责任护士

6. 患者陈某，59 岁，因小腿骨折收住入外科，入院后护士给予护理，下列哪项不符合礼仪规范

     A. 端庄大方，举止文雅   B. 操作娴熟，轻稳适度

     C. 患者所有要求，给予满足   D. 思维敏捷，处事周全

     E. 语言亲切，尊重关心

7. 患者李某，男，50 岁，因与家人争吵，心脏病突发被家属送至急诊科抢救，在监护过程中，突然心跳呼吸骤停，以下哪项不符合护理礼仪规范

     A. 护士立即进行胸外按压、人工呼吸   B. 请别人帮忙找医生

     C. 对于患者家属的紧张慌乱不理睬   D. 沉着冷静，积极配合抢救

     E. 必要时给家属进行解释，取得配合和理解

8. 患者张某，女，76 岁，有多年的吸烟史，因慢性阻塞性肺疾病住院治疗半月，现好转出院，责任护士小刘下列做法哪项不正确

     A. 祝贺患者好转出院

     B. 感谢患者在住院期间对医护工作的理解、支持和配合

     C. 征询患者对医院医护人员的意见和建议

     D. 做好出院指导，对患者的吸烟行为严加批评

     E. 礼貌送别患者出院

二、思考题

案例 1

一位中年女性来院就诊，护士小王认真地为其测量血压。记录血压时，疲惫的小王不经意间叹了口气，患者焦虑地问道："护士，我的血压是不是不正常？"

1. 护士小王的做法合适吗？该怎样做呢？

2. 门诊护士的工作礼仪有哪些？

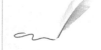

案例2

患者蔡某，男，58 岁，因气胸，呼吸困难送急诊，家属着急地呼救，医生决定马上手术。请问：

1. 急诊护士应注意哪些护理礼仪？

2. 手术室护士该怎样接待患者？

3. 如何关心、安慰术后的患者？

（杨天琼）

扫码"练一练"

第五章　护士交往礼仪

学习目标

1. **掌握**　介绍、通话、乘坐电梯、见面等日常交往礼仪基本要求和规范。
2. **熟悉**　名片使用、握手等常用交往礼仪及护士工作中的交往礼仪规范。
3. **了解**　接待、拜访礼仪及涉外礼仪基本要求。
4. 学会日常基本交往礼仪和护理工作中的交往礼仪的技能。
5. 在日常和护理工作中自觉履行交往礼仪，树立良好的职业形象。

故事点睛

　　旁白：甲单位将外派刘明朗到乙单位进行交流访问，于是他拨通了乙单位的电话。可是电话铃响了足足有半分钟才有人来接听，突然传来一个不耐烦的女高音："什么事啊？"刘明朗一愣，以为自己拨错号码了："请问是乙单位吗？""废话，你不知道自己要往哪里打电话吗？""哦，您好，我是甲单位的刘明朗，请问王科长在吗？""你是谁？你找谁？""我是甲单位的刘明朗，约定明天到贵单位交流访问……"还没讲完，电话已经响起"嘟嘟嘟……"的声音。

　　人物：由两名学生分别担任故事人物，进行即兴电话对话表演。

　　请问：

　　1. 在这个故事里，假如你是刘明朗，你会有什么感受呢？

　　2. 如果是你接听电话，你会怎么说？

　　社会交往是人们日常生活必不可少的环节，可以增进情感、拉近人际关系。恰当的称呼、得体的语言、大方的握手，都可以给人留下深刻而美好的印象。护士在健康服务工作中，通过热情主动地接诊服务，与患者及家属建立良好的人际关系，有利于患者信任的形成、有利于医疗护理服务的进一步开展，和谐的人际关系、良好的疗养环境更有利于护理工作的开展与患者的康复。

第一节　基本交往礼仪

一、介绍礼仪

（一）介绍在交往中的作用

1. 缩短人们之间的心理距离。

2. 帮助人们扩大社交的范围，加快彼此间的了解。

3. 消除不必要的误会。

扫码"学一学"

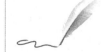

（二）介绍的基本规则

介绍的次序问题在介绍中十分重要，按国际惯例，在介绍过程中，先提某人的名字乃是对此人的尊敬，如"××，请允许我来介绍一下，这位是××"。在这里，前者为尊者。介绍一般遵循以下规则。

1. 把年轻、辈分低、身份地位低的，介绍给年纪大、辈分高、身份地位高的。

2. 把年纪、职务相当的男士介绍给女士。

3. 把未结婚的介绍给已婚的，当然若未结婚者的年龄比已婚者大，则应将介绍次序颠倒。

4. 将客人介绍给主人。

5. 将晚到者介绍给早到者。

（三）介绍的礼仪要求

1. 介绍时介绍人对被介绍者的称谓要具体，包括姓名、职务、职称、供职单位等，以便对方知道和选择合适的称谓。例如："江院长您好，这位是张×，2005 年××医科大学毕业，现在××医院康复科工作。张×，这位就是你仰慕已久的××医院的江院长，康复科的主任医师兼博士生导师。"

2. 平举右手掌示意，眼神随手势投向被介绍的对象，不应用手指指划划，或眼手不协调，显得心不在焉。介绍时，除长者、尊者、女士可就座微笑或略欠身致意外，一般均应起立，微笑致意并伴有"认识你很高兴"之类的话语。在宴会桌、会议桌前也可不起立，被介绍者只要略欠身微笑、点头，有所表示即可。

（四）介绍的方式

1. 自我介绍 自我介绍，简言之，就是在必要的社交场合，由自己担任介绍的主角，将自己介绍给其他人，以使对方认识自己。根据社交礼仪的具体规范，进行自我介绍分为应酬式、工作式、交流式、礼仪式、问答式。

（1）自我介绍的时机 应当何时进行自我介绍呢？一般认为，本人希望结识他人、他人希望结识本人、本人认为有必要令他人了解或认识本人时进行自我介绍。

（2）自我介绍的分类 ①应酬式，适用于某些公共场合和一般性的社交场合，如旅行途中、宴会厅里、舞场上、通电话时。此种自我介绍内容要少而精，往往只包括姓名一项即可，例如："您好！我叫张方。""我是刘勇。"②工作式，主要适用于工作中。它是以工作为自我介绍的中心，包括三要素，即姓名、就职的单位及部门、担负的职务或从事的具体工作三项，例如："你好！我叫刘静，是××省××院护理部主任。"③交流式，主要适用于社交活动中，它是一种刻意寻求与交往对象进一步交流与沟通，希望对方认识自己、了解自己、与自己建立联系的自我介绍。其内容包括姓名、工作、籍贯、学历、兴趣以及与交往对象的某些熟人的关系等，例如："我叫王飞，现在××市××医院工作，我是××大学临床医学系 10 级的学生，我想咱们是校友，对吗？"④礼仪式，适用于讲座、报告、演出、庆典、仪式等一些正规而隆重的场合，表示对交往对象友好、敬意的自我介绍。包括姓名、单位、职务等项，还应加入一些适宜的谦辞、敬语以示礼待交往对象，例如："各位来宾，大家好！我叫张飞，是××公司的副总经理，现在由我代表本公司热烈欢迎大家光临我们的周年庆典，谢谢大家的支持。"⑤问答式，一般适用于应试、应聘和公务交往。介绍的内容讲究问什么答什么，有问必答。例如，主考官问："请介绍一下你的基本情况。"

应聘者答："各位好！我叫江莲，现年 22 岁，河北人，汉族，共产党员，未婚。2007 年毕业于××大学护理系，获医学学士学位。"

（3）自我介绍的礼仪要求　①注意时间，力求简洁，以半分钟左右为佳，最好不要超出 1 分钟。若使用了名片、介绍信，则上面所列的内容尽量不予重复。适时进行，选择对方有兴趣时、有空闲时、情绪好时、干扰少时、有要求时进行自我介绍。②讲究态度，态度自然、友善、亲切、随和。届时，应显得落落大方，敢于正视对方的双眼。语气要自然，语速要正常，语音要清晰。③内容真实，表述的各项内容一定要实事求是，真实可信。既不要小里小气，畏首畏尾，更不能虚张声势，轻浮夸张；没有必要过分谦虚，一味贬低自己去讨好别人，但也不可自吹自擂，吹嘘弄假，夸大其词，否则定会适得其反。

考点提示

自我介绍的礼仪要求。

2. 他人介绍　他人介绍，又称第三者介绍，是经第三者为彼此不相识的双方引见、介绍的一种方式。为他人作介绍的第三者是介绍者，而被介绍的双方是被介绍者。

（1）他人介绍的顺序　遵守"尊者优先了解情况"的规则。指在为他人作介绍前，先介绍卑者，后介绍尊者，以便双方在交际应酬中掌握主动权。

（2）他人介绍常见的六种形式　①标准式，适用于正式场合，内容以双方的姓名、单位、职务等为主。②简介式，适用于一般的社交场合，内容往往只有双方姓名，甚至只提到姓氏。③强调式，适用于各种交际场合，内容除被介绍者的姓名外，往往还会刻意强调一下其中某位被介绍者与介绍者之间的特殊关系，以便引起另一位被介绍者的重视。④引见式，适用于普通的社交场合。介绍者将被介绍者双方引导到一起，而不需要表达任何实质性的内容。⑤推荐式，适用于比较正规的场合，多是介绍者有备而来，有意要将某人举荐给某人。⑥礼仪式，适用于正式场合，是一种最为正规的他人介绍。

（3）介绍的正确方法　为他人作介绍时，应站立于被介绍者的身旁，身体上部略倾向于被介绍者，伸出靠近被介绍者一侧的胳膊并向外微伸，上臂与前臂形成弧形平举，摊开手掌，手心向上，拇指与其余四指分开，四指并拢，指向被介绍者，眼神要随着手势转向被介绍者，并向另一方点头微笑。介绍时，除长者、女士外，一般应站立，但当在宴会桌、会议桌边上时也可不站立，被介绍者可略欠身微笑点头，有所表示即可（图 5–1）。

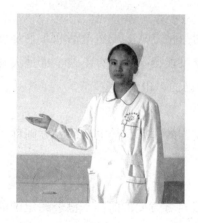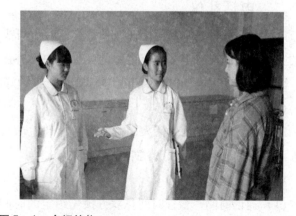

图 5–1　介绍礼仪

3. 集体介绍　集体介绍，是他人介绍的一种特殊形式，它是指介绍者在为他人介绍时，被介绍者其中一方或者双方不止一人，甚至是许多人。集体介绍大体可分成：为一人和多人作介绍；为多人和多人作介绍。

4. 名片介绍　名片是一个人身份的象征，已成为人们社交活动的重要工具。名片的递送、接受、存放也要讲究社交礼仪。

（1）递送给他人名片的礼仪　在社交场合名片是自我介绍的简便方式。交换名片的顺序一般是"先客后主先低后高"。当与多人交换名片时应依照职位高低的顺序或是由近及远依次进行，切勿跳跃式地进行，以免对方误认为有厚此薄彼之感。递送时应将名片正面面向对方双手奉上。眼睛应注视对方面带微笑并大方地说："这是我的名片，请多多关照。"名片的递送应在介绍之后，在尚未弄清对方身份时不应急于递送名片（图5-2）。

（2）接受他人名片的礼仪　他人递送名片时，立即停止手中的事情，起身站立，面含微笑并注视对方，宜双手捧接，或以右手接过，说"谢谢！"随后有一个微笑阅读名片的过程。阅读时可将对方的姓名职衔念出声来并抬头看看对方的脸，使对方产生一种受重视的满足感，然后回敬一张本人的名片，如身上未带名片应向对方表示歉意。在对方离去之前或话题尚未结束不必急于将对方的名片收藏起来。接过别人的名片切不可随意摆弄或扔在桌子上，也不要随便塞在口袋里或丢在包里，应放在西服左胸的内衣袋或名片夹里以示尊重（图5-3）。

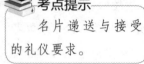
考点提示
　名片递送与接受的礼仪要求。

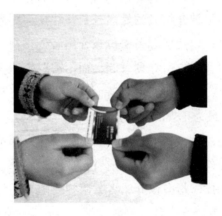

图5-2　递送名片

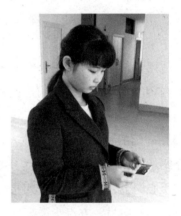

图5-3　接受名片

二、电话礼仪

电话已经成为当今社会交往、日常交流必不可少的一种方式。虽然电话联系不是面对面的交往，但同样有很多约定俗称的礼仪，如果有违反可能会造成对方不快，也是失礼行为。因此，在使用电话时也要自觉遵守礼仪，维护好自己的"电话形象"。

（一）拨打电话的礼仪

通话时，发起者为发话人，在通话中起到主动、支配的作用，接电话的一方则称为受话人。通话时，应注意以下几个方面。

1. 通话时间的选择

（1）通话时间　最佳时间是双方预先约定的时间或对方方便的时间。已经约定的时间一般不要轻易更改，公务电话应当在上班时间拨打，除特殊必要情况外，不要在他人休息的时间内拨打电话，如清晨7点前及夜晚22点以后。此外进餐、午休时间、过节时、节假日期间也不适宜打电话。在国际交往中，还要注意时差的因素，选择适宜对方接听的时间来打电话。若紧急情况打扰到对方，一定要在通话之初说声"对不起"，以简明的话语告知"打扰"对方的事由。

（2）通话时长 以短为佳，宁短勿长。一般每次通话尽可能遵从"三分钟原则"，即打电话时，发话人自觉地、有意识地将通话时间控制在三分钟以内。

2. 通话内容要简练

（1）事先准备 确认受话人基本信息，如事情较为复杂或有几件事需要说明，可将事情罗列清楚后再拨打电话。

（2）简明扼要 电话接通后即问候对方，完毕后即应直言主题，不说废话，绝不啰嗦。

（3）适可而止 由发话人终止通话，使用公用电话时，要自觉主动地尽快终止通话。

3. 通话中的礼仪修养

（1）语言文明 不得使用"脏、乱、差"的语言，必须使用三句"电话基本文明用语"，即："您好！""我是×××。"（自报家门）"再见！"

（2）态度文明 温文尔雅，不要厉声呵斥、粗暴无理，也不要低三下四、阿谀奉承；对接转话务员说声"你好""谢谢""请""劳驾"之类的词。通话忽然中断依礼需由发话人立即再拨。若拨错了电话号码，应表示歉意。

（3）举止文明 不宜发声过高、一边打电话一边与他人交谈，避免来回踱步、手舞足蹈；终止通话时，双手要轻放话筒。

（二）接听电话的礼仪

1. 本人受话时的礼仪

（1）接听要及时 日常通话中遵守"铃响不过三"的原则。

（2）应对要谦和 拿起话筒后自报家门并问好。通话结束时，道声"再见"。若接听到误打进来的电话也要礼貌告知，不要突然挂断。

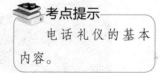

考点提示

电话礼仪的基本内容。

（3）通话中的礼仪 接听电话时，不要同时与他人交谈、看文件、吃东西等。如处于不宜接听电话场合时可再约时间由自己主动打回电话；也可短信回复告知原由并及时回复。

2. 代接电话的礼仪 受话人应立即自报家门，如："我是林护士，您要找的张主任现在在手术室，无法接听电话，有事可以留言，我会尽快转达。"转达信息时，应认真做好笔录，待对方讲完以后应当注意再次确认留言信息的完整性与准确性，同时记录发话人的姓名、单位、来电时间等基本信息，代接后应尽快找到本人，保证信息准确及时地传达，以免误事（图5－4）。

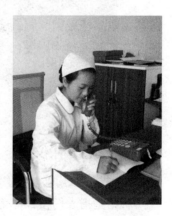

图5－4 代接电话

三、电梯礼仪

（一）乘电梯的一般礼仪

1. 等电梯时的礼仪 电梯门口处，如有很多人在等待，此时请勿挤在一起或挡住电梯门口，以免妨碍电梯内的人出来，而是应先让电梯内的人出来之后方可进入，不可争先恐后。

2. 上电梯时的礼仪 靠电梯门最近的人先上电梯，然后为后面进来的人按住"开门"按钮，当出去的时候，靠电梯门最近的人先走。男士、晚辈或下属应站在电梯开关处提供服务，并让女士、长辈或上司先行进入电梯，自己再随后进入。

3. 电梯运行中的礼仪 在电梯里，尽量站成"凹"字型，腾出空间，以便后进入者有地方可站，进入电梯后，正面朝向电梯口，以免造成面对面而站的尴尬。在前面的人应站在边上，如果必要应先出去，以便让别人出去。

（二）工作中的电梯礼仪

1. 与上司、同事共乘电梯 开关电梯时主动服务，上下梯时，长者、女士优先。最好站在电梯口处，以便在开关电梯时为上司或其他同事服务，而上司的理想位置是在对角处，使得两人的距离尽量最大化，并卸下下属的心理负担。同事则可并列站，或是自己稍稍靠后站以示礼貌。电梯空间很小，讲话时最好不要动作过大；进食酒类或大蒜等气味较重的食物后，最好嚼块口香糖再上电梯并避免在电梯内说话，香烟则应在上电梯前掐灭。

2. 与患者共乘电梯 伴随患者来到电梯厅门前时，先按电梯按钮。电梯到达门打开时，若患者不止一人时，可先行进入电梯，一手按开门按钮，另一手按住电梯侧门，礼貌地说"请进"，请患者进入电梯（图5-5）。进入电梯后，按下患者要去的楼层按钮。电梯内尽量侧身面对患者，到达目标楼层，一手按住开门按钮，另一手做出引导动作，告知已经到达目的楼层，请患者先下。患者走出电梯后，自己要立刻走出电梯，并热诚的引导前进方向。

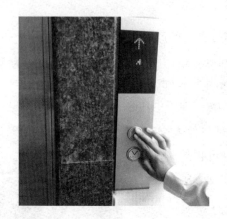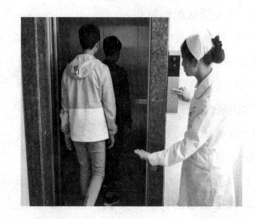

图5-5　电梯礼仪

四、见面礼仪

（一）称谓礼仪

称谓是指人们在日常交往应酬中彼此之间所采用的称呼。恰当地称谓，是社交活动中的一种基本礼貌；正确地掌握和运用称谓，是人际交往中不可缺少的礼仪要素。热情、谦恭、有礼、得体的称谓不仅体现了对他人的尊重，还体现个人文明素养。

1. 常用称谓

（1）通称 国际上不论其年龄长幼，通常称成年男士为"先生"；对已婚女子称"夫人""太太"或"女士"；对未婚或不了解婚姻状况的女子可泛称"小姐"或"女士"。我国常根据对方的性别结合年龄选择称谓，如："大哥""叔叔""阿姨""奶奶"等，关系较熟悉时，也称"老张""小李"等。

（2）常见称谓方式　不同国家根据官员的职位有不同称呼，如××部长阁下，××总理阁下。根据交流对象的职业，如医生、教授、法官、律师、博士等，可称××律师、××教授等，也可加上姓氏和先生，如××法官先生。对军人、警察等，一般依照其军衔或警衔加先生，如少校先生、警官先生等。根据职位技术职称来称呼，如××医师、××工程师等。根据家庭成员的血缘关系及辈分称"舅舅""伯伯""表哥"等。

（3）称谓的基本礼仪要求　要根据双方交往的深度、关系远近有区别地选择称谓。要注意民族和区域的界限，根据交往对象的称谓习惯选择称谓。例如，对同一交往对象在不同的交往场合，如私下或公众场合，应在称谓上有所区别。

（4）称谓避讳　特殊姓氏误读和误会，如"查"应读作 zhā。不符合地方习俗称谓的，如"师傅"，有的表示尊长、有的表示出家人、有的表示老师等。不适宜的替代性称谓，如绰号、蔑称和贬称等，有时平时的昵称、家庭排行等也会成为不适宜的称谓。例如：有的以残疾命名，如"瞎子""麻子"等；又如称农民为"土老帽儿""土包子"；称外国人和外族人为"老外"。

（二）会面礼仪

人们在社会交往中，见面时要相互行礼，以示对对方的尊重、友好、关心与敬意，这就是见面的礼节。世界各民族生活背景、习俗的不同，会形成不同的习惯，加上不同宗教信仰的差异，其见面的礼节也各不相同，常见的有握手礼、点头礼、鞠躬礼等。

1. 握手礼　详见第三章护士举止礼仪。

2. 点头礼　点头礼，又叫额首礼，头部向下轻轻一点，同时面带笑容，不宜点头不止。点头的幅度不宜过大。它所适用的情况主要有：路遇熟人，在会场、剧院等不宜与人交谈之处；在同一场合碰上已多次见面者；遇上多人而无法一一问候之时。行点头礼时，一般不宜戴帽子。

3. 鞠躬礼　鞠躬礼目前在国内主要适用于向他人表示感谢、领奖或讲演之后、演员谢幕、举行婚礼或参加追悼活动等。行鞠躬礼时，应脱帽立正，双目凝视受礼者，然后上身弯腰前倾。男士双手应贴放于身体两侧裤线处，女士的双手可下垂搭放在腹前。下弯的幅度越大，所表示的敬重程度就越大。一般鞠躬幅度为 15°~30°，在追悼会等场合行 90° 鞠躬礼。鞠躬的次数，可视具体情况而定，唯有追悼活动采用三鞠躬。

除了握手、点头、鞠躬外，社交常用的见面礼还有脱帽礼、注目礼、拱手礼、举手礼、合十礼、拥抱礼、亲吻礼、吻手礼等，无论哪一种礼节，一般均应符合时间与场合的需求而选用。

五、接待礼仪

接待又称迎访，即迎接客人来访，是指个人或单位以主人的身份招待有关人员，已达到某种目的的社会交往方式。

1. 接待的礼仪　无论是单位还是个人在接待来访者时，都希望客人能够乘兴而来，满意而归。接待中一定要遵循平等、热情、礼貌、友善的原则。

2. 待客之道　对事先约定的来访做好充分的准备，可根据情况、对方年龄、爱好等特点适当准备茶水、果品等。要注重个人仪表，若到家中来访，要将房间收整清洁好。对来访者应起身握手相迎，请人入室，不能让来访者坐冷板凳。如自己临时有事暂不能接待来访者要安排助理或其他人员接待客人，并尽快完成后返回拜访者身边。谈话时要尊重客人，认真倾听来访者的叙述。对来访者的意见和观点不要轻率表态，应思考后再作回答，对一时不能作答的可约定一个时间后再联系。

3. 礼貌送客　要结束接待可以婉言提出借口，也可用起身的体态语言告诉对方本次接待就此结束。"出迎三步，身送七步"是迎送客人的基本要求。客人提出告辞时，主人可婉言相留，客人确定离开，应起身相送，一般送至大门口或楼下，并与客人说"再见"或"欢迎下次再来"。

六、拜访礼仪

拜访，又称拜见、拜会，是指为某种目的前往对方的工作单位、住所或约见地点见某人。

（一）拜访前的礼仪

要注意选择合适的时间，最好是事先约定，这也是拜访礼仪最重要、最基本的原则。拜访时间要以方便对方为宜，要避开对方特别忙碌的时段，并事先说明拜访的原由。视情况酌情准备好拜访的内容、方式与礼品，一定要按时赴约。

（二）拜访时的礼仪

1. 到达拜访地点　一定按约定时间到达约定地点见面，若是登门拜访，要做到上门有礼。可在即将到达前电话告知并确认到访，充分表示对对方的尊重。准时到达后，得到许可方进入。按门铃时间不可过长，进门前询问是否需要换鞋，随身的外衣、雨具、礼物要放在主人指定的位置。不要早到，以免对方措手不及，更不要迟到。进门后，主动问候拜访对象及其家人，若有其他人在场，也要谦虚有礼问好，尊重主人及其家人朋友。

2. 拜访中的礼仪　拜访中的为客之道、谈话的把持度都是成功拜访的重要环节。要注意限定谈话内容、范围、空间、时间。一般要求做到按照约定的目的，围绕展开交流，且适可而止，留给自己和对方足够的思考时间与尊重。不说废话，不要"跑题"。要认真聆听对方讲话，宁可在对方兴致最浓时分手，也不要拖到彼此兴趣索然时离开。

（三）告辞的礼仪

拜访时间一般为半小时，不超过1小时为宜。根据谈话情节、话题灵活掌握辞行的机会，在谈完该谈的事情，叙完该叙的情谊时即可起身离开。告辞时应主动道谢，离家时要感谢主人的款待，并说一些"打扰了""希望今后多多合作"等客套话。回到家中，也可向主人告知并视情况发出邀请。

第二节　护理工作中的交往礼仪

一、与患者的交往礼仪

1. 尊重患者　护士在工作中要平等地对待每一位患者，尊重患者的人格及应有的权利，并注意保护患者的隐私。工作中护士应使用尊称主动问候患者，护士可根据文化、职业等因素选择得体的称谓。尊称会让患者觉得亲切、温暖、有被尊重的感觉，让患者产生愉悦的心理，从而拉近护患关系，为日后的护理工作打下良好的基础。

扫码"学一学"

2. 保护隐私　护士在工作中不可触及、打听、泄露与治疗、护理无关的个人隐私，更不可作为闲聊的话题；与患者交谈涉及隐私时，要选择保密性强的地点；提供护理服务时注意维护患者的身体隐私，在不影响操作的前提下，减少身体暴露，必要时用屏风遮挡或嘱无关人员回避。

3. 诚实守信　待人要真诚，已承诺的事情要付诸实际行动。在护患交往中，当护理人员获得患者的充分信任后，患者就会向护士诉说自己的困难和要求，并希望得到护士的帮助。此时护理人员应根据服务对象的健康状况及医院的实际条件，尽量帮助患者，若不能满足时，应及时向患者解释，不可含糊推辞。

4. 举止文雅　患者是否信任护士及信任的程度，直接受到护士行为举止的影响，尤其是初次见面时护士的言谈举止、仪容仪表，都会给患者留下深刻的印象，并影响今后的护理工作，所以护士应态度真诚、和蔼可亲、举止文雅，给患者留下良好的第一印象。

5. 雷厉风行　医疗护理工作中，尤其是在紧急情况下，要做到动作敏捷、干脆利落，处理问题果断而不拖沓。时间就是生命，护士在工作中应具备镇静果断、机智敏捷的工作作风，扎实的专业知识、娴熟的护理技能和丰富的临床经验，再加上雷厉风行的工作作风，才能为患者提供高质量的护理服务。

6. 共情帮助　共情，也称移情，是指与人交往的过程中，从对方的角度出发，用对方的眼光看问题，体会对方的感受，并设身处地地为对方着想。护士在患者交往中，应用共情去了解患者的真实感受，找到合适的方法帮助患者解决问题，提高患者的健康水平，但要注意，共情不是无原则、无理智的沉寂在患者的悲喜中不可自拔。

二、与同事的交往礼仪

1. 同事见面礼仪　同事见面时可以点头示意、相互问候，既可以显示相互协调、友好相处的愿望，也是一天好心情的开始。

2. 同事共事礼仪

（1）尊重同仁，举止文明　处理好同事之间的关系，最重要的是尊重对方。所以同事间交往应相互尊重、文明相处、礼貌待人，这既是为人处世的基本道德，也是最基本的职业要求。

（2）宽以待人，严于律己　同事间经常相处，失误在所难免，如果自己出现失误或礼仪礼节有所不周，应主动向对方道歉，得到对方的谅解；如对方出现失误或不周之处时，自己不可小肚鸡肠、耿耿于怀。

（3）谦虚谨慎，不骄不躁　人的能力大小、水平高低是客观存在的，但每个人的人格是平等的。同事之间相处时不能因为个人能力大小、水平高低而对人另眼相看，应谦虚谨慎、平等待人来体现自己的高尚品德。

3. 同事之间交往的禁忌

（1）忌对无原则的小事纠缠不休　每个人都有自己的个性、爱好、为人处事的方法。同事之间没必要因别人的某些小缺点或者小毛病而耿耿于怀，不涉及原则性的问题要包容，在包容别人的同时也会受到别人的尊重。

（2）忌挑拨离间、搬弄是非　金无足赤、人无完人，每个人都有缺点短处，在与同事的交往中，应以自己宽广的胸怀和气度去包容别人的缺点和短处，甚至可以想办法用自己的长处去弥补。

（3）忌态度冷淡　同事相处时应互相尊重、互相关心帮助，当同事取得成绩得到发展时，应真诚地祝贺并感到欣慰；当同事遇到挫折或不幸时，应主动表示关心和同情；遇到困难时应及时提供帮助，这样才会使同事间关系融洽、工作顺利。

（4）切忌对同事的成绩讽刺挖苦，对同事的不幸幸灾乐祸，对同事的困难置之不理。

三、涉外活动礼仪

涉外交往中需要我们掌握涉外礼仪原则，并把这些原则运用到涉外交往的整个过程中，以展现良好的国际形象，维持好社交关系。

1. 平等互敬，不卑不亢　在国际交往中，交往对象的个人形象会倍受关注，要展现个人仪容、表情、举止、服饰、谈吐等良好的一面。需要保持人与人、国与国之间是平等的姿态，要做到不卑不亢，保持国格、人格的平等。充分展现良好的精神面貌和道德风尚，体现国家和民族的精神所在。

2. 求同存异，入乡随俗　在涉外交往中，一般情况下应基本运用本国礼仪，要求参与涉外交往的人员充分熟悉和掌握本国的各种基本礼仪规范，以便运用得当。最为可行的做法是既对涉外交往对象所在国的礼仪和习俗有所了解，并予以尊重；也对国际通用的礼仪惯例加以遵守，也就是做到两者兼顾。

3. 尊重对方，信守约定　尊重他人是一种高尚的美德，是一种文明的社交方式，也是建立良好社交关系的基石。对于做不到的事情不要轻易许诺，也就是要求我们在许诺之前，务必要预先评估自身的能力和各种客观条件，做到深思熟虑，量力而行，切忌盲目夸下海口，失信于人，一旦和对方达成约定、许下诺言，就应该克服困难、竭尽全力地完成。

4. 热情有度，尊重隐私　在涉外交往过程中，要做到关心有度、帮助有度、批评有度、交往有度、距离有度、举止有度，一般要避免谈及涉及个人隐私的话题，如：收入支出、年龄、恋爱婚姻、身体状况、家庭住址、个人经历、信仰政见等。

5. 女士优先，以右为尊　"女士优先"是国际社会公认的礼仪原则之一，是指在一切社交场合，每一位成年男子都有义务主动自觉地尊重、照顾、体谅、关心、保护女士，并且还要想方设法、尽心尽力地为女士排忧解难。"以右为尊"是国际礼仪中有关左右依次排列的原则和惯例，最基本的原则是右高左低，即以右为上、为尊。

6. 社会公德，讲究文明　环保意识属于社会公德范畴，被视为评价一个人是否有教养、讲文明的重要标准之一。爱护环境要言行一致，且要有实际行动，不可出现违反社会公德，损坏个人及所代表的国家形象的行为。

本章小结

护士交往礼仪是护士在日常社会交往活动中应当遵守和恪守的礼仪规范。自我介绍与他人介绍都是人际交往中与他人进行沟通、增进了解、建立联系的一种最基本、最常规的方式。学会在与人会面时、接听或拨打电话时、乘坐电梯时的礼仪规范，更能显示出个人的修养与气度。护士日常工作中，与同事、患者及其他相关人员均应学会以交往中常用的礼仪规范为基础，掌握与不同服务对象交往的基本规范，与同事及患者建立良好的关系，利于形成个人良好的综合素养，利于树立护士美好的形象，利于护理工作的顺利开展。

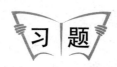

一、选择题

【A1/A2 型题】

1. 通常在介绍中，下面符合正确礼仪的是
   A. 首先将职位高的人介绍给职位低的人
   B. 首先将女性介绍给男性
   C. 首先将年轻者介绍给年长者
   D. 首先将上级介绍给下级
   E. 将主人介绍给客人

2. 名片是现代商务活动中必不可少的工具之一，有关名片的礼仪，下列做法正确的是
   A. 为显示自己的身份，应尽可能多地把自己的头衔都印在名片上
   B. 若需回赠名片时，应放好对方的名片后再递送
   C. 在用餐时，要利用好时机多发名片，以加强联系
   D. 接过名片时要马上看并读出来，再放到桌角以方便随时看
   E. 可用单手接过名片

3. 在职员对上司的称呼上，应该注意
   A. 称其头衔以示尊重，即使上司表示可用名字、昵称相称呼，也只能局限于公司内部
   B. 如果上司表示可以用姓名、昵称相称呼，就可以这样做，以显得亲切
   C. 随便称呼什么都可以
   D. 叫同志
   E. 直呼其名

4. 在交往中，有时需要用电话联系。如果在通话中突然出现了电话断线的情况，那么应该
   A. 等接电话的那一方打回来
   B. 打电话的那一方重拨
   C. 谁先拨打都可以的
   D. 顺其自然
   E. 以上都对

5. 合理的称呼也能表现礼仪，下列称呼方式正确的是
   A. 结合对方的事业、年龄等选择合适的称谓
   B. 可以使用昵称以示亲切
   C. 很熟的朋友在商务场合上可称昵称
   D. 名字可缩写，姓不可以
   E. 医院可以直接称呼床号

6. 接电话时，如果自己不是受话人，应该怎样做
   A. 应该马上把电话放下
   B. 听筒未放下，就应大声喊受话人来听电话
   C. 要告诉对方："你打错了！"立马挂断

D. 问对方是谁，是否需要转达来电意图

E. 工作很忙，让他等会打来

7. 护士行鞠躬礼时，身体向前倾约

    A. 10°～15°   B. 15°～30°   C. 15°～45°   D. 40°～50°   E. 50°～90°

8. 在拜访别人办公室的时候，你应该

    A. 敲门示意，征得允许后再进入

    B. 推门而入，再做自我介绍

    C. 直接闯入，不拘小节

    D. 如果门是虚掩着就没有关系，可以直接进去

    E. 直接进入，再做解释

9. 进入无人值守的升降式电梯，一般应请客人

    A. 先进，先出   B. 后进，先出

    C. 后进，后出   D. 先进，后出

    E. 不必拘礼

10. 打电话的适宜时间是

    A. 6：00   B. 10：00   C. 13：00   D. 23：00   E. 随时可以

11. 握手是人们最常见的一种礼节，下列关于握手的说法哪种不正确

    A. 握手的时间一般持续在 5 秒以上

    B. 握手有一定的姿势要求

    C. 外交式握手可以体现领导者的亲和力

    D. 握手是人际交往必备的基本功

    E. 握手是国际通用的礼节

12. 下列关于自我介绍的分寸的说法中，哪种不正确

    A. 自我介绍的内容应当真实而准确

    B. 自我介绍的态度应当大方、亲切、和善

    C. 在自我介绍时，应当全面具体地介绍个人的基本情况，使对方很好地了解自己

    D. 自我介绍时若同时递交名片，可以加深对方对自己的印象

    E. 介绍时，要吐字清晰

13. 礼节性拜访不宜逗留太久，一般以_____分钟为宜，即可告辞

    A. 15   B. 30   C. 60   D. 90   E. 100

14. 按照电话礼仪的惯例，一般要由_____先挂电话，以示尊重

    A. 打电话者   B. 接电话者   C. 下属   D. 男士   E. 都可以

15. 电话铃响后，最多不超过_____声就应该接听

    A. 两   B. 三   C. 四   D. 五   E. 六

16. 你和小王是同事，她有事需要你额外帮助时，作为同事的你最好

    A. 虽然不是分内的事，但也要积极地主动地协助

    B. 一直等到别人发出求救信号之后再去帮他

    C. 不是分内之事，可以置之不理

    D. 多一事不如少一事

E. 让办公室其他人协助

17. 作为刚毕业的护士，又是一个年轻的女性，在处理与同一个科室的男同事的关系上，你应该

A. 刚来的时候一定要少与之交谈，以免让人产生轻浮之意

B. 对同事都要友好，显得彼此间无所不谈，千方百计搞好同事关系

C. 保持空间距离，交谈时要注意用语，保持随和，不要过于随便

D. 只凭个人的喜好交往

E. 为避免惹麻烦，不用太过热情的帮助他人

18. 今天医院来了一批外国专家来开展交流，小王有幸参加交流活动，作为一名护理人员，举止礼仪不恰当的是

A. 表情自然、友善，举止文明、优雅

B. 为克服语言交流的不足，手势应当多而夸张

C. 自觉约束自我行为，不应使对方厌烦

D. 声音的大小控制在对方能听清楚为宜

E. 坐位时要两腿并拢，不要半躺在椅子或沙发上

二、思考题

某医院内科王护士负责第 1 病房，里面共住有 3 位患者，分别是 1 床的张丽，女，30 岁，小学教师；2 床的王琳琳，女，17 岁，高中生；3 床的陈欣，56 岁，退休工作。请问：

1. 护士小李该如何称呼她们？

2. 王琳琳是新入院患者，护士小李应该如何对王琳琳进行自我介绍并将她介绍给同病室的其他患者？

（李　悦）

扫码"练一练"

第六章　护士求职礼仪

学习目标

1. 掌握　求职前的准备、书面求职的内容、注意事项。

2. 熟悉　应聘前、应聘时的礼仪要求。

3. 了解　面试后的常见礼仪。

4. 结合自己的实际情况，撰写一份规范的自荐信和简历。

5. 在面试的过程中，能灵活运用求职礼仪和沟通技巧。

故事点睛

旁白： 小李是某大学护理专业的一名大专应届毕业生，在大学期间学习成绩优异，在即将毕业期间，她四处应聘求职，忙得不可开交。为了表现自己，她故意打扮得花枝招展、浓妆艳抹，可是到了应聘医院，她却变得手足无措，要么不知道找哪位负责人，要么简历资料没有准备齐全，很多医院都以各种理由回绝她或是很久都不回信，她很不理解，为什么自己那么优秀，却迟迟找不到工作？

请问：

1. 您觉得小李同学在应聘求职时可能存在哪些问题？

2. 如果是你，应该怎么做？

　　求职，又称应聘，是用人单位向求职者通过各种形式发出聘用要求，求职者根据自身的需要，向用人单位的聘用要求进行回应的一种行为。

　　经过大学的护理理论知识与技能的学习，护理学生即将走进医院，走进工作岗位，同时也要走进社会。面对大学毕业生日趋增多而岗位有限的求职环境，如何在众多求职者中脱颖而出，应聘成功，找到一份满意的工作，是大多数护理毕业生所面临的严峻问题。护理毕业生不仅仅自身要具备扎实的专业知识及娴熟的护理技能外，求职礼仪对应聘结果也是非常重要的。求职礼仪是求职者在与应聘单位接触时应具有的礼貌行为和仪态行为，是公共礼仪中的一种，是求职者在求职过程中必须掌握的交际规则，因此护生拥有良好的求职礼仪可以体现个人的文化素质、个性特征、职业道德、人文修养的重要。

　　本章的主要内容包括书面求职礼仪及面试求职礼仪两个部分，是应聘成功，成为一名合格的护士的重要基础。

扫码"学一学"

第一节　书面求职礼仪

一、求职前的准备

俗话说，"机会永远只会留给有准备的人"，护理学生大学学习生活结束后，接踵而至的便是找到一份自己理想的工作，从而进入社会。求职应聘不管是为了谋生，还是为了满足自己的兴趣爱好，对于每个学生而言都有各自的答案。充分做好求职前的准备，已经成功了一半。

（一）角色准备

护理学生需要在短时间内由学生角色转变为社会角色，即由学生变成护士。即将要成为一名护士，除了需要有扎实的理论及娴熟的技能外，还应该培养自己的爱心、信心及责任心，注意与人沟通的技巧，在与应聘单位沟通时，态度要谦虚诚恳，行为要大方得体，在沟通中要多使用礼貌用语，包括：您好、对不起、打扰一下、谢谢……

（二）心理准备

俗话说"知己知彼，百战不殆。"面试如同战场，每一位求职应聘者都希望在面试时能给用人单位留下一个好的印象，所以求职前首先要做好充分的心理准备，可缓解压力，有助于求职成功。

求职者应保持沉稳的心态、平静的心情及自信积极的态度，面试前适度的紧张、焦虑和兴奋感是大多数求职者正常的心理状态，不必刻意去消除，同时要学会采取适当的措施来放松自己，包括深呼吸、缓慢散步、开怀大笑、热水浴、饮食调节等。在面试时可能会遇到一些挫折及失败，但不要灰心丧气更不能因此而松懈。面试时一定要克服一些不良心理，包括：羞怯、自卑及侥幸，端正自我认识，充分地进行自我评价，纠正不良心理。

（三）身体状态准备

拥有健康的身体是护理工作的必备条件，求职者在平日就要养成健康的生活方式，积极参加体育锻炼，保持良好的身体素质、充沛的精力和健康向上的人生态度，同时护理学生在校期间应刻苦学习，注重护理技能训练，力求在面试时给用人单位较好的专业形象。

（四）对招聘单位的信息准备

1. 搜集就业信息及招聘方式　护理学生可通过校园招聘、双选会现场、职业介绍机构、求职广告、网络资源、实习医院人事处及学校招生就业处等方式获取相关就业信息。

绝大多数医院均属于事业单位，每年当地的人力资源部会上报医院招聘岗位的需求，相关部门会不定期在网上或各个途径发布招聘信息，应聘者应按照通知到指定地点报名，参加由人事部门组织的统一招聘考试，同时用人单位需按一定比例录取。

2. 了解招聘单位及岗位情况　应聘者应提前知晓用人单位及岗位的有关信息。（表6-1）

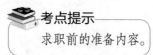

考点提示

求职前的准备内容。

表 6 - 1　应聘前的信息准备

医院相关招聘信息	具体内容
医院基本情况	医院性质：公立/私营/中外合资/外资 医院级别：三级/二级/一级/社区 医院规模：职工人数、床位数、门诊量 医院结构：专科医院/综合医院/部队医院
医院综合情况	医院发展史、医院文化、医院专业特色、医院氛围
用人信息	用工形式：在编/人事代理/合同 工资待遇：月收入、各项福利、五险一金 职称晋升
招聘信息	招聘流程、招聘方式、招聘时间、招聘人数、录用条件

二、书面材料的制作

自荐信和简历是求职者推荐自己的一个重要方法，是求职常见的一种方式。求职者在书写自荐信和制作简历的过程中，往往会一不小心掉进自己设计的"圈套"里，而导致求职的失败，如何更有技巧的书写自荐信和简历，需要一起来学习和交流。

（一）书写自荐信

自荐信是护生与用人单位进行联系的最简便、最直接的方法，同时也是对自己进行全面评价与推荐的一种以书信的形式表达的一种方法，它是求职者给用人单位的第一印象，能传递求职者的沟通能力及个人素质等信息。应聘单位在进行招聘时会收到大量的自荐信和简历，通过对求职者材料进行比较后，应聘单位往往会选择较优秀者进入下一轮面试。所以，一份出色的自荐信，其目的是让应聘单位能在第一时间了解自己、关注自己，同时要让应聘单位领导心中建立起良好的第一印象，争取更多的求职机会。

1. 格式及内容要求　自荐信的本质是自己推荐自己，其格式要符合正式信函的要求，字数在 500 字左右是最合适的，其内容包括：自荐信标题、开头、正文、结尾及落款。

（1）自荐信标题　将标题书写于第一排正中，最好字体可适当加大加粗。

（2）开头　由称呼和引言组成。称呼应写标题下另起一行顶格处，如：尊敬的××院领导、尊敬的护理部主任、尊敬的××主任等。引言是正文的过渡部分，要求精炼，一般用感恩的形式开头，如"感谢您能在百忙之中阅读我的自荐书"；或使用自信的语句，如"您好！当您亲手开启这份自荐信时，我已经做好了准备，接受您的考核和检阅"；也可以用"赞扬式"开头，如"近闻贵单位荣获××，在此表示衷心的祝贺，同时希望成为贵单位的一员，共同创造单位更好的未来"。

（3）正文　为自荐信的核心内容，也是应聘单位最为看重的部分。自荐信内容部分一定要条理清晰，言简意赅，主要包括以下 3 部分：①简单的自我介绍，包括姓名、毕业时间、毕业院校及专业等基本信息；②重点对实习经历和社会实践作为主要内容进行阐述，同时要表达自己在大学的学习过程中所掌握的知识、各项护理操作技能及得到的一些经验等；③说明自己想要进入应聘单位的原因及自己的意向，并表达一心想要加入贵医院的决心，并愿意为事业而奉献自己。

（4）结尾　需表达自己迫切加入应聘单位的强烈愿望，并希望贵院能给予考虑，给予明确答复等，同时以"此致、敬礼"或"静候佳音"等作为结束语，以表尊重。要注意用语恰当、得体，以免留下不好的印象。

（5）落款　落款应由求职者手写签名，以表示尊重，下方注明××年××月××日。

2. 注意事项

（1）自荐信篇幅不宜过长，一般一页纸即可，选择尺寸标准、普通白色信笺，书法较好的求职者最好手写求职信，给用人单位留下好的印象，也可将信的内容打印出来，格式要统一。

（2）自荐信的整个页面应该保持清晰、整洁，不可有错别字或有明显的涂抹痕迹，信中的语句应该言简意赅，语气态度要诚恳、正式，且无错别字或字句。

（3）自荐信的开头和结尾均应使用礼貌用语，以表现对应聘单位的尊重。

（4）自荐信的内容一定要直奔主题，不要偏题，不使用与应聘无关的资料。

（5）自荐信中要尽可能的表达自己积极向上的态度，但是所有内容必须真实，不能存在欺瞒。

（6）自荐信中不应提及工资、待遇、福利等利益问题。

3. 范文

自　荐　信

尊敬的院领导：（应顶格写）

　　您好！

　　首先，感谢您在百忙之中阅读我的自荐信，为一位满腔热情的大学生开启一扇希望之门。

　　我叫×××，是一名2017年7月毕业于××大学护理专业的大专生。借此择业之际，我怀着一颗赤诚的心和对事业的执着追求，真诚地向贵院推荐自己。我是个平凡的女孩，但不甘平庸。我乐观、自信、上进心强，爱好广泛，能够很好地处理人际关系，并且有很强的责任心与使命感。现在我面临新的选择，面对新的人生挑战，我信心十足。在校期间，我孜孜不倦，勤奋刻苦，具备护理方面的基本理论、基本知识和基本技能，曾先后获得"国家奖学金""学习优秀奖"等荣誉。通过在学校里的努力学习，我掌握了大量专业和技术知识，护理操作水平大幅度提高，如：对无菌技术，灌肠术，插胃管，口腔护理，成人静脉输液，氧气吸入，皮内、皮下、肌内注射等技术能较为熟练的操作。有较强的独立工作能力。同时经过××医院一年的临床实习，使我在护理技术方面有了丰硕的收获，使我变得更加成熟稳健，专业功底更加扎实，面对各病房科室的工作，我学会了临危不乱，耐心护理，微笑待人，用最大的理性对待病情，怀着最赤诚的爱心去面对患者。在生活中我把自己锻炼成为一名吃苦耐劳的人，工作热心主动、脚踏实地、勤奋诚实、能独立工作是我对工作的本分，独立思维、身体健康、精力充沛是我能充分发挥潜能的跳台。

　　过去并不代表未来，勤奋才是真实的内涵。对于实际工作，我相信自己能够很快适应工作环境，并且在实际工作中不断学习，不断完善自己，做好本职工作。我希望到贵院做一名护士，从事医院手术室、ICU、急诊等相关临床工作。如果有幸能够进入贵单位，我坚信在我的不懈努力下，一定会为贵单位的发展做出应有的贡献。因此我对自己的未来充满信心。我热爱护理事业，殷切期盼能够在您的领导下为这一光荣事业添砖加瓦，并在工作中不断学习、进步。最后，请接受我最诚挚的谢意！

　　期待您的回音。

　　此致

敬礼！

自荐人：×××

××××年××月××日

（二）制作个人简历

　　个人简历又称个人履历，是个人基本情况和简要经历的反映，一般附在自荐信后，目的是让用人单位在短时间内了解自己的一般情况，同时应尽量满足用人单位的需求，为自己争取更多的机会。总之，一份制作精美、个性突出的个人简历是应聘成功的"敲门砖"。

1. 格式及内容要求

个人简历包括首页和附件（相关证明资料）。

（1）首页　一般是表格的形式，其主要内容包括：个人基本信息、政治面貌、教育情况、实践经历、专业能力、学校获奖、自我评价等。

　　基本信息和教育经历需如实填写，不做过多的阐述。实践技能、专业能力是需要阐述掌握了哪些护理专业知识、临床技能，是否具备护理管理及护理教育的能力，是否有科学研究的能力等，求职者需别出心裁，要同时考虑用人单位的角度和自己的立场，懂得抓住招聘单位的眼球，从而留下深刻的印象，增加对应聘者的信任感；在自我评价方面应该做到客观公正，要注意扬长避短。

（2）附件（相关证明资料）　包括毕业证书、学位证书、护士执业资格证书、各类获奖证书、实践资料等复印件。

2. 注意事项

（1）简历内容应该真实、可靠，不要夸大和弄虚作假。

（2）设计个人简历时，应要考虑应聘单位对职位提出的要求，这些要求应设计在突出位置，并做重点介绍。

（3）在阐述时，一定要注意语言的精练及规范，禁忌使用一些不规范的网络语言。

3. 范本

见表6-2。

表 6-2　个 人 简 历

姓　　名	××	性　　别	女	
民　　族	汉族	出生年月	1991 年 8 月	照片
政治面貌	中共党员	身　　高	165cm	
英语水平	四级	户　　籍	××省××市	
计算机能力	全国计算机二级	学　　历	大专	
职　　务	学习委员	专　　业	护理学	
毕业学校	××大学			
实践经历	1. 2009～2012 年，撰写论文一篇。 2. 2011 年 7 月至 2012 年 5 月在××医院进行护理临床实习。进行了内科、外科、妇科、儿科、手术室、ICU 等 10 个科室的轮转。 3. 2012 年 3 月参加义诊活动。			
专业能力	1. 护理专业能力：通过在××医院 10 个月的实习，掌握了部分基础护理操作，如静脉输液、口腔护理、无菌技术、肌注、灌肠、吸氧、吸痰、胃肠营养、生命体征监测、导尿等。 2. 沟通与团队合作能力：担任校宣传部的干事，参加校园歌手比赛，获得好评。 3. 社会实践能力：2010 年在××省××市××社区医院进行社会实践。 4. 管理能力：大学期间一直担任班干部，协助辅导员进行班级管理，积累了一定的管理经验。同时担任学生会会长，受到好评。			
获奖情况	1. 2010 年，获得"优秀学生干部""国家奖学金"。 2. 2011 年 9 月，获得××省护理操作技能大赛第二名。 3. 2012 年，获得××大学"优秀毕业生"荣誉称号。			
自我评价	本人积极向上，热爱护理事业；有较强的组织管理能力；善于团结同学，善于沟通，愿意与同伴合作。			
求职意向	外科护士、手术室护士、急诊护士、ICU 等临床护理工作。			

（三）投递自荐材料

自荐材料是将自荐信、简历以及附件装订成册，之后就可以进行投递了。可以采用"广泛撒网、重点捕捞"的策略，在投递时要注意一些事项。

应聘成功需要"天时、地利、人和"，人事部门在每年的 3、4 月份会在网上发布上半年的招聘信息；同时要了解到用人单位的发展规划，如新修住院大楼或科室扩大等，都预示着用人单位将增加人员编制，医院的自主招聘会不定期举行，是宝贵的求职时机。投递时要注意不同的医院管理分工是不同的，在不清楚具体的分管部门时，建议投递简历要向人事科和护理部双向投递，也要注意投递时的穿衣打扮及言谈举止等。

> **考点提示**
> 自荐信及个人简历撰写的要求、格式及内容。

第二节　面试求职礼仪

一、求职面试礼仪前的准备

（一）心理准备

1. 认识自己，准确定位　在面试前，首先你需要了解自己，通过五个问题来分析自己，即：我是谁？我想做什么？我适合去做吗？我如何去做？我能做到吗？

2. 学会选择　人的一生不是完美的，而是不停地在做选择，在人生的分岔路口，往往

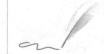

扫码"学一学"

会有些迷茫，要认清自己想要的，做出最满意的答案，学会选择，善于取舍。同时既然选择了一条对的路，就应该有勇气地往下走，即使出现困难和挫折，但也要保持积极和乐观的态度，成功就在下一个路口。

3. 准备充分，避免紧张 "台上三分钟，台下十年功"，这句话强调了准备的重要性。绝大多数的求职者在面试前都会感到紧张和焦虑，一是担心自己能否在众多求职者中脱颖而出；二是自己是否符合医院的应聘要求；三是担心考官的面试问题能否回答得上。面试前除了心理准备，还需要在表达内容及方式上进行精心言语准备，良好的言语表达能力，包括要有标准的普通话，言语的艺术性及表达的准确性。总之，坦然地看待面试，坚定自己的信心和意志，在复杂的环境中甚至遭受挫折的情况下也要做到镇定自如、头脑清醒，从而发挥自己的最佳水平。

（二）资料准备

1. 确认面试时间、地点 提前做好路线准备，不可迟到。

2. 自荐资料准备 将自荐材料按顺序装订：简历封面—自荐信—个人简历—重要证明材料（毕业证书、学位证书、专业技术证书、获奖证书、通过各项等级证书等）。

3. 面试知识准备 面试时用人单位会在现场向求职者提出一些问题，求职者回答问题的技巧、方式及语气都会影响着求职能否成功，其中求职常见的4个问题分别可用"3个W、1个H"来代表，即"who、why、what、how"。

Who——你是谁？

Why——为什么应聘我们单位？ /我们为什么要录用你？

What——你能做什么？ /你做过什么？

How——怎么去做？ /怎么做的？

4. 专业知识准备 复习护理基本理论和常用护理操作技能。

（三）仪容仪态准备

现代心理学研究表明：外观可以对择偶、就业产生影响。仪表和仪态是一种无声的自我介绍，它可以用来检验一个人的内在修养、外在行为、谈吐、待人接物的方式和态度。用人单位首先第一眼就是通过求职者的仪表及仪态来进行审视的，护士的形象塑造应该遵循朴素的原则，给用人单位留下一个好的印象，增加求职成功率，面试中求职者的仪表应注意以下三点。

1. 整洁 头发要梳理整齐，其发型一定要适合护士这个职业，要干净利落，前不遮眉，侧不遮耳，后不及领。

2. 规范 若为女性求职者应画淡妆，戴首饰要精简，一般不喷香水，衣着尽量选择裙装或套装，不穿无袖衣和超短裙等，同时衣着要注意颜色搭配，不能穿拖鞋，女性身高不足160cm时，面试时最好穿一双高跟鞋。

3. 自信 面试时，面部表情应柔和但不失自信，谈吐及态度大方，说话有条理，举止行为优雅等。

二、求职面试礼仪

1. 入场礼仪 守时是一种美德，也是一个人良好素质和修养的表现。所以求职者一般提前 20 分钟到达面试地点是很有必要的，在这 20 分钟里，求职者可以有多余的时间稳定情绪、检查仪表等做一些简单的准备，避免手忙脚乱。到了面试地点时，应关掉手机或调为静音，先敲房门三声，获得允许后再进入，千万不要鲁莽、不经同意的推开门。进门后，向考官行点头或鞠躬，并简单地向其问好，与面试考官四目相对时，一定要学会微笑，以眼神向所有人致意。随后，主动向面试考官双手递交之前所准备的个人简历，面试考官让求职者坐下来时，应表示谢意，同时在考官指定的位置坐下，保持良好的坐姿，上身自然挺直，略向前倾，双膝并拢，双手自然置于双腿上，切忌抖腿或跷二郎腿。

2. 开场白礼仪　开场白一般由面试考官开始，对求职者的应聘表示欢迎后，一般会要求求职者做简短的自我介绍。求职者在做自我介绍时应注意语速和表情，要懂得随机应变，也要注重礼节规范。

3. 应答礼仪　应答，是求职面试的核心内容。作答时要认真听清考官所提出的问题，回答问题前，求职者应在自己脑海里将问题答案进行梳理，回答时应从容镇定、不慌不忙，说话简洁朴素，发音清晰，充满热情，遇到自己不会的问题，可以委婉地表示自己在这方面不太了解，同时表明自己今后会努力学习相关方面知识的求知态度。回答完每一道问题后都应以"谢谢，我的作答完毕"之类的话作为结束语。同时要注意聆听，在面试过程中，考官的每一句话都很重要，要集中精力认真去聆听。

4. 结束礼仪　虽然面试结束时，考官可能用"感谢您来面谈"等辞令来结束谈话，但对求职者的考察还没结束，面试结尾保持要谨慎、沉着。无论面试情况如何，在结束离场前，一定要对所有考官表示感谢，也可主动与考官们握手，同时将自己坐过的椅子放回原位，并且鞠躬，轻轻关门离场，遇到工作人员也要主动点头致谢。

三、面试后的礼仪

面试结束后，考官们还需做最后的综合评估，一般在求职者面试后或考试结束后两周内会得到用人单位的通知，一般通过医院人事科打电话或者自行在医院网站上可查询招聘结果。如果过时间还没有接到通知，求职者最好打电话或亲自去医院询问应聘结果。询问结果时，仍要强调对护理工作的热爱及对医院的热情，在与对方的交谈中揣摩是否还有录用希望。但说话不要低三下四，给人留下不好的印象，讲完后要致谢，离开时要轻轻将门关上。在应聘的所有的环节中，应聘者均要注意礼貌用语的应用，保持微笑，毕竟"礼多人不怪"。同时，也会显示求职者良好的修养和品质，不失体面。

本章小结

求职礼仪是公共礼仪中的一种，是求职者在求职过程中必须掌握的交际规则。本章的主要内容包括书面求职礼仪及面试求职礼仪两个部分。护生在进行求职前，首先要做好自我认识，正确的评价自己，同时也要做好相应的就业准备，所谓"知己知彼，百战不殆"，其内容包括：角色准备、心理准备、身体状态准备及对用人单位的招聘信息准备等。同时也要学会如何撰写自荐信及个人简历，突出自己的特色及优点，给用人单位留下一个好的印象，能在众多求职者中脱颖而出。充分做好面试环节是非常重要的，面试前需要做好心理准备、资料准备及面试前的仪容准备，在面试中也要注意入场、开场、应答及结束环节中的注意事项，同时可通过实训方式对求职有个全面的了解，提高毕业后的求职成功率。

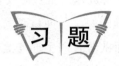

习题

一、选择题

【A1/A2 型题】

1. 学习求职礼仪的目的是
   - A. 提高个人素质
   - B. 有利于求职交往
   - C. 便于理解应用
   - D. 维护求职形象
   - E. 提高个人的综合社交能力

2. 求职材料中最大的禁忌是
   - A. 字迹工整
   - B. 华而不实
   - C. 实事求是
   - D. 语句精炼
   - E. 真诚取信

3. 求职者语言要求不能出现的是
   - A. 标准的普通话
   - B. 简洁
   - C. 拖泥带水
   - D. 概括
   - E. 有力量

4. 进入面试时正确的做法是
   - A. 闯入
   - B. 推门而入
   - C. 轻叩三声
   - D. 轻叩一声
   - E. 贸然进入

5. 求职信的写作部分不包括
   - A. 开头部分
   - B. 结尾部分
   - C. 主体部分
   - D. 仪表仪态
   - E. 学习经历

6. 应届毕业生小王马上就要前往××医院进行面试，此时她出现的以下哪项心理问题是不需要克服的
   - A. 侥幸心理
   - B. 紧张心理
   - C. 羞怯心理
   - D. 自卑心理
   - E. 害怕心理

7. 李红在求职面试时，以下有关哪项行为不符合礼仪规范
   - A. 面试时语调合理、语气平和、态度谦逊
   - B. 面试结束时，可向考官鞠躬后微笑离场
   - C. 举止动作文明、大方、自然、优雅
   - D. 直接进入面试场地
   - E. 递送资料时，用双手持个人资料

二、思考题

某医院招聘护士，要求大专以上的护理专业毕业生，医院通知你 1 周后参加面试，你需要做哪些准备？

（周雯婷）

扫码"练一练"

|下篇|
人际沟通

第七章　人际沟通概述

故事点睛

旁白： 患者，男性，55岁，有左肾结石病史，因腰部剧痛由家属护送急诊入院。入院后患者表情痛苦，主诉左侧腰部剧烈疼痛，小便带血，并伴有恶心、呕吐。新来的护士小张负责接诊患者，她想仔细了解患者的情况，以找出护理问题，制定符合患者情况的护理计划。于是，小张问了一个又一个的问题，患者却皱着眉头始终不想说话回答。

人物： 由三名学生分别担任故事人物，进行即兴表演。

请问：

1. 患者为什么不愿意回答护士的问题？

2. 小张沟通失败的原因是什么？

3. 护士小张该如何与患者进行沟通？

　　人际沟通是建立人际关系的起点，是改善和发展人际关系的重要手段。传播学中有句名言：沟通无处不在，沟通无时不有。纵观当今社会生活，无论是上街购物，还是去医院看病或餐馆吃饭，无论从事何种行业，无处不与沟通有关。沟通是人与人之间发生相互联系的最主要形式。具有较强的沟通能力，拥有良好的人际关系，是快乐生活的源泉，更是取得成功的关键。沟通已经成为人们社会生活中的一个重要的组成部分。

第一节　沟通理论

一、沟通的含义与类型

（一）沟通的含义

　　"沟"为渠，"通"为连，沟通本身的含义就是借助某种渠道使双方能够相连。现代社会的沟通一般指人际沟通、组织沟通、自我沟通和人机沟通；而古代社会的沟通还包含人与天地大自然的沟通、人与"神灵""祖先"的沟通等特殊情境意义的沟通。不同时代沟通的对象、内容和具体含义有所不同。但总体来说，沟通是指信息发出者遵循一系列共同

扫码"学一学"

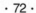

规则，凭借一定的信道（媒介、渠道或途径），将信息、思想、情感等发送给信息接受者，并通过反馈以达到理解的过程。沟通的结果不但使双方能相互影响，并且双方还能建立起一定关系。

（二）沟通的类型

根据不同的划分标准，可以将沟通划分为多种类型，各种沟通类型对沟通媒介的使用也不尽相同。

1. 按沟通符号分类 按沟通使用的符号系统分为语言沟通与非语言沟通。

（1）语言沟通 是指通过语言或文字为交流媒介进行的沟通。语言沟通是一种最准确、最有效、运用最广泛的沟通方式。根据语言的表达形式，分为有声语言（口语）和无声语言（书面语）两种形式。具体内容见本书第九章护理工作中的语言沟通。

（2）非语言沟通 是指通过非语言媒介，如仪表、表情、眼神、身体姿势、触摸等进行的沟通，它往往是伴随着语言沟通而发生的一些非语言性的表达方式和行为。具体内容见本书第十章护理工作中的非语言沟通。

2. 按沟通渠道分类 按沟通的渠道分为正式沟通与非正式沟通。

（1）正式沟通 是指通过正式的组织程序，按组织规定的线路和渠道进行的信息传递与交流的过程。一般适用于正式场合，如护士向护士长汇报工作、科主任传达院办公会精神、教师授课等。其优点是沟通渠道较固定，信息传递较准确，逻辑性强，受重视程度较高等。缺点是沟通速度较慢，互动性不足。同时，在正式沟通过程中常存在典型的"面具"效应，即人们试图掩盖自己的不足，行为举止会变得更为符合社会规范。

（2）非正式沟通 是指通过正式沟通渠道以外的信息交流和意见沟通。这种沟通方式没有明确的规范和系统，不受组织约束，不受时间和场合限制，没有固定的传播媒介。如：朋友聚会、各种传闻、小道消息等。其优点是沟通形式方便灵活，不受限制，内容广泛，信息传递速度快，更能体现情感交流。缺点是传递的信息不一定可靠，容易失真。因此，我们要对来自非正式沟通渠道信息的真实性进行甄别，不要轻易相信。

正式沟通和非正式沟通都客观存在于组织机构中，两种沟通渠道是相辅相成的，不是对立的。有效管理者通常以正式沟通为主，但不应忽略非正式沟通的作用，必要时可通过非正式沟通来提高管理的效果。

3. 按沟通方向分类 按沟通信息的反馈情况分为单向沟通与双向沟通。

（1）单向沟通 是指在沟通过程中，信息由发出者传递至接受者，单向流动，不能及时获得反馈。如做报告，演讲，观众看电视，领导布置任务等。在进行单向沟通时，应该注意沟通渠道的选择、接受者的接受能力、信息发送的完整性和表达的准确性等。单向沟通具有接受者面广，信息传递速度快，但不易进行反馈，容易形成误解等特点。

（2）双向沟通 是指在沟通过程中，沟通双方同时互为信息的发出者和接受者，双方信息可以及时反馈。如病例讨论、病史采集、健康指导等。由于双方的信息可以通过反馈环节形成一个循环往复的过程，因此具有信息内容较为准确可靠，有利于联络感情，增强沟通效果，但信息传递速度较慢等特点。

4. 按沟通流向分类 按沟通信息的流向方式分为纵向沟通与横向沟通。

（1）纵向沟通 是指组织或群体中上下级成员中的沟通，分为上行沟通和下行沟通两种形式。①上行沟通，是指团体成员和基层管理人员通过一定的渠道与管理决策层所进行的自下而上的信息交流，即"下情上达"。例如在医院中，病区护士长向科护士长汇报病区工作情况，再由科护士长向护理部主任汇报。具有非命令性、民主性、主动性和积极性等特点。②下行沟通，是指上级机关按照隶属关系自上而下进行的信息传递，即"上情下达"。例如上级对下级传达政策、下达任务与目标。具有指令性、法定性、权威性和强迫性等特点。

（2）横向沟通　是指在组织内部横向部门和人员间进行的沟通，分为平行沟通和斜行沟通两种形式。①平行沟通，是指在组织内部同一层次的人员之间进行的信息传递，具有非命令性、协商性和双向性的特点。②斜行沟通，是指在组织内部既不在同一条指挥链，又不在同一层次的人员之间进行的信息传递，具有协商性和主动性的特点。

5. 按沟通目的分类　按沟通的目的分为征询型沟通、告知型沟通与说服型沟通。

（1）征询型沟通　是指以获得期待的信息为目的的沟通。一般采取提问的方式进行，要求真诚、谦虚和礼貌。护患之间征询型沟通的主要表现形式是评估性交谈，即护士收集患者相关信息的过程。通过征询型沟通可以获得患者的既往史、家族史、遗传史，了解患者目前的健康状况和心理状态，知悉患者住院的主要原因和对护理的主要需求。这些信息的获得可以为护士明确护理诊断和制定护理计划提供可靠的依据。

（2）告知型沟通　是指以告知对方自己的意见为目的的沟通。可采用口语和书面语两种沟通方式进行，要求沟通信息明了、准确。护士可以通过告知型沟通方式为患者提供相关信息，如医院环境、规章制度、护理计划、检查程序及注意事项等。

（3）说服型沟通　是指以改变对方态度为目的的沟通，主要采用说理的方式进行。由于说服型沟通是以改变他人的观点、思想、情感、态度为目的，而不是简单的信息传递，故具有较大的难度。护患之间的说服型沟通一般以指导性交谈的方式出现，即由护士（指导者）向患者（被指导者）指出健康问题的原因，提出解决问题的方法，说服患者采取有利于健康的行为方式。临床上常见的说服型沟通还有规劝、批评、调解和争议等形式。

6. 按沟通内容分类　按沟通的内容分为思想沟通、信息沟通与心理沟通。

（1）思想沟通　是指意识形态，包括哲学观点、政治观点、法律观点以及道德伦理等方面的沟通。

（2）信息沟通　是指知识的传递与交流。在科技信息时代，人们时刻都在进行信息交流，信息已作为一种重要的资源，与自然资源、人力资源并列为三大资源。

（3）心理沟通　是指人的心理活动方面的信息传递和交流，包括情感沟通、爱好兴趣沟通、性格沟通等。管理上的情感投资、工作中的激励机制、战场上的鼓舞士气等都属于心理沟通范畴。

7. 按沟通意识分类　按沟通过程中有无意识分为有意沟通与无意沟通。

（1）有意沟通　是指沟通者对自己的沟通目的有意识的沟通，具有一定的目的性。如通常的谈话、授课、打电话，护理工作中的心理护理、查房了解病情，甚至平常的闲聊等都是有意沟通。表面上看闲聊好像没有目的，实际上闲聊本身就是目的，通过闲聊消磨时光，排解寂寞和孤独。

（2）无意沟通　是指在与他人的接触中没有意识到的信息交流。实际上，出现在我们感觉范围中的每一个人，都会与我们有某种信息的交流。如护士白天去巡视病房，发现一位患者睡着了，护士会不自觉地放轻脚步和压低说话声音；再如几个护生同时在实训室里练习操作，不管她们之间是否认识，她都会不自觉地比独自一个人练习时更认真些。这些现象都说明无意沟通不仅是经常发生的，而且是广泛存在的。

二、沟通的构成要素

沟通过程是一个双向、互动的过程，它不仅是发出者将信息通过传递途径传递给接受者，同时接受者还要将其理解的信息反馈给发出者。根据 1973 年的海因（Hein）理论，沟通的基本结构由信息背景、信息发出者、信息本身、信息传递途径、信息接受者及反馈六个要素构成（图 7 - 1）。

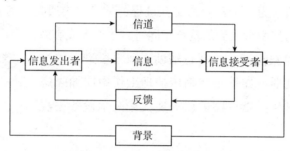

图 7 - 1　沟通的构成要素

1. 信息背景　是引发沟通的"理由"，如需要讨论的事物，互动发生的场所环境，因此信息背景是产生沟通行为的前提和依据。海因认为，一个信息的产生常受信息发出者过去的经历、对目前环境的领悟及对未来的预期因素等影响，这些都称为信息的背景因素。它包括环境背景（沟通场所）、沟通双方的心理背景（情绪、态度）、社会背景（社会角色）、文化背景（学历、民族）等。因此，要了解一个信息所代表的意思，必须考虑信息的背景因素，而不能只接受信息表面的含义，这就是所谓的"听话外音"。

2. 信息发出者　是指在沟通过程中发出信息的人，又称信息来源或信息输出者。信息发出者的想法必须通过一定的形式才能进行传递，这种形式就是对信息进行编码。所谓编码就是信息发出者将要传递的信息符号化，即将信息转换成语言、文字、符号、表情和动作等形式表达出来。口头语和书面语是最常用的编码形式，除此之外还可以借助表情、姿势、动作等进行编码。

3. 信息　是指沟通时所要传递和处理的信息内容，即信息发出者希望传达的思想、感情、意见、方法、观点。信息必有一定的内容意义，其内容意义既具有信息背景因素的色彩，又有信息发出者的风格，因此它们必须转化为各种可以被他人察觉的符号，而且沟通的双方必须理解共同的符号认知规则，具有相近的符号解读能力。

4. 信道　又称媒介、渠道或传递途径，是指信息发出者传递信息的工具或手段，如视觉、听觉、触觉等。在信息传递过程中，如果沟通渠道选择不当，沟通超载或者沟通手段本身出现问题，都有可能导致信息传递中断或失真。可见，有效的沟通离不开有效的信息传递途径。

一般来说，在沟通交流中，信息发出者在传递信息时使用的途径越多，信息接受者越能更快、更多、更好地理解这些信息。美国护理专家罗杰斯 1986 年的研究表明，单纯听过的内容能记住 5%；见到的内容能记住 30%；讨论过的内容能记住 50%；亲自做的事情能记住 75%；教给别人做的事情能记住 90%。这项研究结果可给我们更深刻的启示。

5. 信息接受者　是指信息传递的对象，即接收信息的人。信息接受过程包括接收、解码和理解三个步骤。首先，信息接受者必须处于接收状态，其次是将收到的信息符号进行解码，即将符号信息还原为意义信息，变成可以理解的内容，最后根据个人的思维方式理解其信息内容。接收信息的人对信息的理解，受个人知识、经验、情绪、沟通技能、文化背景等方面因素的影响。只有当信息接受者对信息的理解与信息发出者发出的信息含义相同或近似时，才能形成有效的沟通。

6. 反馈　是指信息由接受者返回到信息发出者的过程，即信息接受者对信息发出者做出的反应。反馈使沟通成为一个双向的交互过程，是确定沟通是否有效的重要环节。只有当发出者传递的信息与接受者收到的信息相同时，才能形成有效的沟通。一般情况下，面对面的沟通反馈较为直接迅速，而通过辅助沟通手段进行的沟通，反馈环节容易被削弱。如护士在临床护理工作中应加强病房巡视，不能单纯依靠传呼器、监护仪等现代化医学设备去观察和了解患者病情。

 考点提示
沟通的六个构成要素。

三、沟通的特点与功能

（一）沟通的特点

1. 社会性　人具有社会性，要想在社会上生存就必须进行沟通，沟通是社会得以形成的工具。我们所做的每一件事情都离不开沟通，通过运用复杂的符号系统来交换信息、交流思想、融洽感情、建立联系，不断推动社会的进步与发展。如果没有沟通，就不会形成社会；同样，如果没有社会，也就不需要沟通。

2. 目的性　任何沟通都有目的，有时为传递信息，有时为表达情感，有时为满足社会需求或改善人际关系与他人进行沟通。无论每次沟通的接受者能否接收信息和发出反馈，沟通的目的都是客观存在的。

3. 互动性　沟通过程是一个相互作用的过程，是人与人之间交换意见、观点、情况或情感的过程。沟通过程不是简单的信息运动，而是信息的相互交流和理解，沟通的双方都处于积极主动的状态，一旦沟通中的一方停止互动，沟通就停止了。

4. 象征性　沟通总是借助一些社会约定俗成的语言、表情、动作、习俗等来完成，这些信号系统作为沟通的工具，在一定的社会环境中具有一定的象征意义。因此，人们在沟通中理解并正确运用所处社会、环境通用的信号系统的意义，对有效沟通至关重要。

5. 动态性　沟通是一种动态系统，沟通双方在沟通过程中都处于不断的相互作用中，刺激与反应互为因果，如乙的言语既是对甲的言语的反应，同时也是对甲的刺激。

6. 关系性　沟通是建立关系的基础，通过沟通人们不仅能够获得信息，也能显示彼此之间的关系。另外人际关系不同，相同的沟通内容会有不同的沟通方式。良好的沟通有利于人际关系的发展，不良的沟通阻碍人际关系的发展。

7. 习得性　有人认为，人的沟通能力是与生俱来的本领，甚至把在沟通上的错误看成"是无法改变的先天性格问题"，所以很少有人注意学习和掌控沟通的方法与技巧。实际上，沟通能力是一种技能，是通过后天学习和不断训练获得的，也只能在学习和实践的过程中不断发展和提高。

8. 不可逆性　俗语说"说出去的话，泼出去的水"，沟通的信息一旦发出就无法收回，事后的弥补往往事倍功半。因此沟通者在沟通过程中既要积极主动，也要谨言慎行，以免产生不良影响。

（二）沟通的功能

沟通是一种自然而然的、必需的、无所不在的活动。研究发现，沟通在人的社会生活中占有极其重要的地位，人在醒着的时候，大约有70%的时间是在进行各种各样的沟通，沟通的质量也是现代生活的标志之一。人们通过沟通和信息交流，可以建立各种各样的人际关系，使人们得到心理、生理和社会的满足。它具有生理、心理、社会和决策功能。

1. 生理功能　人类必须与外界环境保持相互作用，才能维持正常的生命活动。关于沟通在生理方面的影响，心理学家 W. Heron 1957 年曾经作过"感觉剥夺"试验，他将自愿受试者关在一个光线、声音受隔绝的实验室里，并将受试者身体的各个部位都包裹起来，以尽可能减少触觉体验。实验期间，除给受试者必要的食物外，不允许他们接受其他任何刺激。结果，受试者在试验三日后，出现了身心严重障碍，甚至连大动作的准确性也受到严重损害。从研究结果中得到提示：缺乏满意沟通甚至会危害生命。

2. 心理功能　沟通的心理功能主要表现在两个方面，一是满足与他人沟通互动的需求，二是识别自我的需求。心理学家认为，人类在社会生活中，需要与他人相处，一旦失去与他人接触的机会，大都会产生一些症状，如产生幻觉、丧失运动功能及出现心理失调等。通过沟通，人们还可以探索和肯定自我，如果剥夺了与他人沟通的机会，人们将失去自我识别感。因此沟通对于人们的心理健康有着十分重要的作用。

3. 社会功能　生活在社会中的个体和群体，大多都局限于一定的范围内，存在着或多或少的封闭性，要打开封闭，只能借助沟通。因此，沟通是整体社会运动的一种机制，社会中绝大多数的信息传播和反馈，都与沟通有关。人们凭借沟通的社会功能可以发展、维持与他人间的社会关系；凭借沟通，个体可以接受社会信息，学习各种知识，并联合起来开展活动；凭借沟通，人们可以树立社会意识，增强岗位能力，强化综合素质及协作精神，逐渐成为社会需要的合格人才。

4. 决策功能　生活中的人们无时无刻不在做各种决策，有时人们依靠自己就能决定，有时则需要与他人商量后再做决定。而沟通则满足了决策过程的两个方面：促进信息交换和影响他人。通过沟通获得的信息，可以帮助我们做出决策并保证决策质量。通过沟通互动进行决策，可以降低失败率，提高成功率。因此正确和适时的信息是做出有效决策的前提。

第二节　人际沟通理论

人际沟通是人际交往的起点，是建立人际关系的基础，有效的沟通是一切事物的基础。

扫码"学一学"

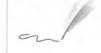

知识拓展

戴尔·卡耐基

戴尔·卡耐基，美国著名人际关系学大师，美国现代成人教育之父，西方现代人际关系教育的奠基人，被誉为是20世纪最伟大的心灵导师和成功学大师。他曾经对一万多个案例进行分析，认为成功的因素有四个方面——智慧、专业技术、工作经验、人际关系，他分析的结果是：一个人的成功，智慧、专业技术、工作经验占15%，而人际关系占85%。

一、人际沟通的含义

人际沟通是指人们运用语言或非语言符号系统进行信息交流沟通的过程，旨在传达思想、交换意见、表达情感和需要等。它通过信息发出者和信息接受者对意义信息和符号信息进行的编码与解码过程，使两类信息形态交替转换，从而使沟通双方彼此理解、认可，从而有效地完成人与人之间的信息交流和传递。

人际沟通中，信息转换包含两个方面：一是将意义信息转换为发出者的语言、表情、眼神、身体姿势、人际距离等不同形态的符号信息；二是通过信道，再将符号信息转换为意义信息，使接受者能够理解信息内容，最终完成信息的传递。

二、人际沟通的层次

鲍威尔（Powell）认为，根据人际交往中交往双方的信任程度，信息沟通过程中的参与程度及个人希望与别人分享感觉程度的不同，可以将沟通分为五个层次。人际沟通的层次随着相互信任程度的增加而逐渐升高。

1. 一般性沟通（一般交谈） 属于沟通中的最低层次，是指一般性社交应酬的开始语，如："你好""今天天气真好""你吃饭了吗""有空来家坐坐"之类的招呼语。因为一般性交谈不需要深入思考，也无须担心说错话，让人能够有"安全感"，但不能千篇一律地问候，而不进入深一层次的交谈。如护士与患者第一次见面时的寒暄话，在开始时使用有助于在短时间内打开局面和建立信任关系，但是护患之间如果长时间停留在这个沟通层次上，将不利于引导患者说出有意义的话题。

2. 事务性沟通（陈述事实） 是一种陈述客观事实的沟道，沟通中不掺入个人意见、观点和情感，也不牵扯人与人之间的关系，只需要将沟通中的信息和内容准确地传达给对方。在沟通双方还未建立信任感时，交谈多采用陈述事实的方式，防止产生误解或引起麻烦。如护士在工作中运用这种沟通方式，鼓励患者叙述病情以了解患者的情况，但应注意，在此层次上的沟通主要是让患者叙述，护士最好不要用语言或非语言性行为影响患者的陈述。

3. 分享性沟通（交流看法） 是一种除了沟通信息，还交流个人的想法和判断的沟通，是比陈述事实又高一层次的沟通。这种层次的沟通建立在相互有一定信任的基础上，沟通者希望表达自己的想法及判断，并与对方分享，以达到相互理解的目的。如作为帮助者的护士，在沟通中应注意不要流露嘲笑的表情，以免影响患者的信任和继续提出自己的看法和意见，从而又退回到沟通的第二层次。

4. 情感性沟通（交流情感） 是指沟通的双方除了分享对某一问题的看法及判断，而且还会表达及分享彼此的感觉、情感和愿望的沟通。一般交往时间长，信任度高的人才会达到这种沟通层次。为了给患者创造一个适合的情感环境，护士应做到坦率、真诚、热情和正确地理解患者，帮助患者建立信任感和安全感。

5. 共鸣性沟通（沟通高峰）　是沟通的最高层次，指沟通的双方达到了短暂的、完全一致的、高度和谐的感觉，是沟通交流希望达到的理想境界。达到这种沟通层次时，有时沟通的双方不需要任何语言就能完全理解对方的体验及感受。不是所有的人际沟通都能达到这种层次的沟通，只有相互之间非常了解的人才能达到共鸣性沟通。

在人际交往中，可以出现沟通的各种层次，但重要的是双方应在感到最舒适的层次时进行沟通，不要强求进入较高层次。在护理工作中，护士应经常评估自己的沟通方式，避免因自身行为的不当而造成沟通不良，或使治疗性沟通关系停留在较低层次上。

> **考点提示**
>
> 　人际沟通的五个层次。

三、人际沟通的影响因素

人际沟通是一个复杂的双向互动的过程，常常会受到各种因素的影响和干扰，这些因素对沟通过程的质量、清晰度、准确性有着重大的影响，直接关系到能否使沟通完善有效。主要包括个人因素和环境因素。

（一）个人因素

1. 生理因素

（1）永久性生理缺陷　包括感官功能不健全，如听力弱、视力障碍、甚至是聋哑、盲人等；智力发育不健全，如弱智、痴呆等。有永久性生理缺陷的人，其沟通能力长期受到影响，与这些特殊对象进行沟通时需要采取特殊的方式，如加大声音强度和光线强度，借助盲文、手语等。

（2）暂时性生理不适　包括疼痛、饥饿、疲劳等身体不适因素，这些因素将暂时影响沟通的有效性，当这些生理因素得到控制或消失后，沟通就能正常进行。

（3）年龄　年龄也是影响沟通的因素之一。

2. 心理因素

（1）情绪　是指一种具有感染力的心理因素，是沟通过程中的感情色彩因素，可直接影响沟通的有效性。一般情况下，轻松、愉快的情绪能增强沟通者沟通的兴趣和能力，而焦虑、烦躁的情绪将干扰沟通者传递、接受信息的能力。当沟通者在特定的情绪状态下，常会导致信息的误解，如：当沟通者处于愤怒、激动状态时，对某些信息会出现过度反应；沟通者处于悲痛、伤感时，会对某些信息出现淡漠、迟钝的反应，从而影响沟通的效果。因此医护人员应具有敏锐的观察力，及时发现隐藏在患者心理深处的感情和情绪，以更好地理解患者的言行，同时也要学会控制自己的情绪，避免不良情绪影响医患之间的有效沟通。

（2）个性　是指个人对现实的态度和他的行为方式所表现出来的心理特征。一个人是否善于沟通，与他本身的个性密切相关。一般情况下，热情、直爽、健谈、开朗大方、善解人意的人容易与他人沟通，而冷漠、内向、固执、拘谨、孤僻、以自我为中心的人则很难与他人沟通。在沟通时了解一个人的个性对于采取有效的沟通方式尤为重要，因此医护人员应根据患者的个性特征，因人而异地进行沟通，同时要避免自身个性中挑剔、冷漠、偏执的不良心理特征，与患者建立良好的沟通渠道。

（3）态度　是指人对其接触客观事物所持的相对稳定的心理倾向，并以各种不同的行为方式表现出来，它对人的行为具有指导作用。态度是影响沟通效果的重要因素。真心诚恳的态度有助于沟通的顺利进行，而缺乏实事求是的态度可导致沟通障碍，以至于无法达到有效沟通。

3. 语言因素　语言是极其复杂的沟通工具。沟通者的语音、语法、语义、语构、措辞及语言表达方式均会影响沟通的效果，如有的人口齿不清、地方口音重、不会讲普通话，或语法错误、语义不明、语构及措辞不当等都会阻碍沟通。医护人员应重视自己语言表达技巧的学习，因为医护人员的语言，既可以减轻或消除患者的病痛，也可以加重或引起患者的疾病。

（二）环境因素

1. 物理环境

（1）安静度　安静的环境促进沟通有效地进行，反之，嘈杂的环境会影响沟通的效果。在沟通过程中，环境中的喧哗声、电话铃声、车辆声、谈笑声等与沟通无关的噪声均会分散沟通者的注意力，干扰沟通信息的传递，影响沟通的进行。因此，安静的环境是保证沟通效果的重要条件之一。如护士在与患者沟通前，应注意选择适宜的场所，尽量避免噪声干扰，以达到良好的沟通效果。

（2）舒适度　舒适的环境有助于沟通的顺利进行，室内温湿度过高或过低、光线过强或暗淡、有刺激性的气味、环境脏乱等可对沟通造成不利的影响。一般情况下，在医院这种肃穆的环境中进行护患沟通，患者身处冷色调的病室，面对身着白色工作服的护士，会产生一种受压抑的心理不适感，从而限制和影响护患间的沟通。目前，在一些综合型的医院，将病房设计成围绕护士站呈放射状分布，护士穿着粉红色工作服，儿科病房选用暖色调，增加温馨感，这些氛围更有利于护患间的交流。

（3）相距度　沟通者之间的距离不仅会影响沟通者的参与程度，还会影响沟通过程中的气氛和效果。交往中合适的距离，会使沟通双方感到自然、舒适，若距离不适宜，会使双方产生防御性反应，而影响沟通。医护人员在与患者沟通时，要采取合适的距离，既让患者感到亲近，又不对其造成心理压力。

（4）隐秘度　当沟通内容涉及个人隐私或需要保密时，若有其他无关人员在场，缺乏隐蔽条件，人们的隐私不能得以保护，就会影响沟通的深度和效果。因此，医护人员在与患者谈论有关其隐私或进行隐私操作时，应该特别注意环境的隐秘性，条件允许时最好选择无人打扰的房间；无条件时注意说话的声音不要太大，尽量避免让他人听到。

2. 社会环境　社会环境是影响人际沟通的外在因素，沟通双方的地域、文化、职业、社会地位、信仰等社会背景不同对沟通效果影响很大。不同民族、不同宗教、不同地域的文化有着许多鲜明的民族性、宗教性、地域性特征，这些特征左右着每个人的行为方式，制约着人际间的沟通。因此在医患沟通中，医护人员应了解和尊重患者的文化背景、民族习俗和信仰，做到因人而异，以利于有效沟通。

第三节 护理工作中的人际沟通

扫码"学一学"

一、人际沟通在护理工作中的作用

人际沟通在护理工作中具有至关重要的作用，随着医学模式转变和整体护理的实施，要求护理人员具备良好的人际沟通能力。无论是护患关系的建立，还是医护关系、护际关系的发展，均依赖于有效的人际沟通。因此，沟通能力对每位护士来说都有着特殊的重要意义，它是护理过程中的一个重要部分，是护士的一项重要技能，就如同护士应该会打针、发药、插管一样，是一项基本功，是每位护士应该掌握的。人际沟通的作用主要有以下三个方面。

1. 连接作用 是指沟通在人与人或人与所处环境之间的桥梁作用，即人与人之间的情感连接是通过人际沟通这座桥梁来建立的。沟通在建立和维持人际关系中具有重要作用。

在护理工作中，护士运用护理程序进行整体护理时，无论是收集患者资料、确定护理诊断、制定护理计划、落实护理措施、进行护理评价等，都需要与患者进行沟通交流，并具有良好的沟通技巧，才能取得患者的充分信任。同时，良好的沟通技巧也是护士与医务工作者、其他人员顺利开展工作的基础。

2. 精神作用 沟通可以加深积极的情感体验，减少消极的情感体验。科学研究表明，许多疾病，包括引发人类死亡的许多疾病，如心、脑血管疾病、癌症等，都与长期沟通不畅引起的情绪不良有关。

护患通过沟通，患者可以向护理人员倾诉，以获得信息和情感支持，保持心理平衡，促进身心健康；良好的沟通会产生良好的社会心理氛围，使护患双方心情愉悦，增加亲密感，心理需求得到满足，从而使护士以更高的热情投入到工作中，患者会更主动地配合治疗和护理，使医疗护理活动顺利地进行。

3. 调节作用 调节就是协调人与人之间的行为，使之在社会生活中保持平衡，避免产生相互干扰与矛盾冲突。人际沟通可以提供信息、调节情绪、增进团结，有利于协调人们之间的行为。

护理人员通过与患者的有效沟通，了解其现有的健康知识需求，并针对患者的个体情况向其传递有关的健康知识和技能，使之正确对待健康问题和疾病，建立健康的生活方式和遵医行为。

二、护士人际沟通能力的培养

从职业教育的角度可将能力分为一般能力、职业能力和岗位专项能力，护士人际沟通能力属岗位专项能力，需要护理职业情感、专业知识及技术的支持。护理人员必须具备良好的人际沟通能力，这也是职业素质的基本要求。

知识链接

护理专业高等教育标准

美国高等护理教育学会（American Association of Colleges of Nursing）于 1998 年 1 月修订完成了"护理专业高等教育标准"，目的是定义护理学生毕业时应具备的基本知识、价值观和专业行为，其中将沟通能力定义为护理专业教育中的核心能力之一。"护理专业高等教育标准"指出：沟通是复杂的、持续的互动过程，是建立人际关系的基础，课程和临床实践应使学生获得沟通相关的知识和技能。

1. 培养高尚的职业道德 每个行业都有本行业的职业道德要求，护理职业道德是护理社会价值和护士理想价值的具体体现，是护士进行人际交往的行为准则，遵循这些准则，就能协调彼此之间的关系，解决护患交往中出现的各种问题。护理工作是与患者生命息息相关的工作，护士要树立全心全意为患者服务、一切以患者为中心的职业道德，只有将这些高尚的职业道德融入到我们的职业行为中，才能赢得患者的信任，从而进行有效的沟通，建立良好的护患关系。

2. 养成良好的个性品质 个性品质是影响护患关系的重要因素，良好的个性品质对人际交往具有巨大的吸引力。护士与患者沟通，一方面对患者起着潜移默化的作用，另一方面可以向患者展示自己良好的个性品质、传播丰富的专业知识。护士良好的个性品质包括具有高度的责任心、真诚对待及尊重患者，只有这样才能赢得患者的信任和理解，才能建立良好的护患关系基础。

3. 摄取广博的相关知识 一个人的沟通能力是在正确的理念指导下，在长期的社会实践中发展和形成的。要培养和提高护士的人际沟通能力，就必须加强沟通知识的传授和沟通能力的训练。护士必须加强人文学科知识的学习，如学习有关美学、礼仪、哲学等相关知识，并在学习中创设实践机会，如通过在护理实训中增设沟通内容，在见习、实习中真实感受沟通等教学方式，使护士既能提高人际沟通能力，又能锻炼解决实际问题和运用专业知识的能力。

4. 掌握娴熟的沟通技巧 作为一名合格的护士，在人际交往中应遵循沟通原则，熟练掌握常用的沟通技巧并能正确运用，注重"第一印象"，善于倾听，注意语言的科学性和艺术性，善于应用非语言行为等。娴熟的沟通技巧，对建立良好的护患关系起着事半功倍的效果。

考点提示
对护士人际沟通能力的培养要求。

本章小结

人际沟通是建立和发展人际关系的重要手段，无论是护患关系的建立，还是医护关系、护际关系的发展，均依赖于有效的人际沟通。人际沟通在护理工作中具有至关重要的作用，随着医学模式转变和整体护理的实施，要求护理人员具备良好的人际沟通能力。本章通过学习沟通的含义、类型及构成要素，人际沟通的层次及影响因素，人际沟通在护理工作中的作用等，使人们对人际沟通的理论有一定的理解和掌握。作为一名合格的护士，需要提高在护理实践中的人际沟通能力，树立良好的职业形象。

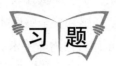

一、选择题

【A1/A2 型题】

1. 人际沟通的特征不包括

    A. 象征性　　　B. 关系性　　　C. 互动性　　　D. 不可逆性　　　E. 接近性

2. 按照沟通的深度进行分类，哪一层次的沟通双方信任及参与程度最低

    A. 一般性沟通　　　　　　　　B. 事务性沟通

    C. 分享性沟通　　　　　　　　D. 情感性沟通

    E. 共鸣性沟通

3. 参与沟通的双方达到了一种短暂的、高度一致的感觉，这属于哪一种沟通层次

    A. 一般性沟通　　　　　　　　B. 事务性沟通

    C. 分享性沟通　　　　　　　　D. 情感性沟通

    E. 共鸣性沟通

4. 护患沟通最常用的沟通方式是

    A. 口头沟通　　　　　　　　　B. 书面沟通

    C. 非语言沟通　　　　　　　　D. 网络沟通

    E. QQ 群沟通

5. 影响人际沟通的隐秘性因素是指

    A. 沟通场所脏乱　　　　　　　B. 沟通者双方距离较近

    C. 沟通者一方情绪烦躁　　　　D. 沟通者一方性格外向

    E. 沟通过程中有其他人员在场

6. 确定沟通是否有效的环节是

    A. 信息发出者　　　　　　　　B. 信息接受者

    C. 反馈　　　　　　　　　　　D. 信息

    E. 信息背景

7. 影响人际沟通效果的物理环境因素是

    A. 沟通者情绪激动　　　　　　B. 沟通者视力障碍

    C. 沟通双方距离较远　　　　　D. 沟通双方信仰不同

    E. 沟通双方文化层次不同

8. 沟通过程中，发出信息者与接收信息者之间的角色不断转换，信息沟通与信息反馈多次往复，以上沟通方式属于

    A. 上行沟通　　　B. 下行沟通　　　C. 单向沟通　　　D. 双向沟通　　　E. 语言沟通

9. 关于沟通的层次，下列哪种说法错误

    A. 五个层次的区别是一个人希望把他真正的感觉与别人分享的程度

    B. 共鸣性沟通是参与和信任程度最高的沟通

C. 事务性沟通对于护士了解患者情况是十分重要的

D. 为尽快建立良好的护患关系，护士应选择较高层次与患者进行沟通

E. 情感性沟通只有在建立了信任感和安全感后才比较容易做到

10. 患者对护士说："我在2014年做过白内障手术。"这属于哪一种沟通层次

  A. 一般性沟通   B. 事务性沟通

  C. 分享性沟通   D. 情感性沟通

  E. 共鸣性沟通

11. 产妇李某，目前宫口开至2cm，剧烈疼痛至呻吟不断，满头大汗。护士打算为其进行产前指导，患者烦躁拒绝与护士对话。目前影响护患沟通的主要因素是

  A. 患者性格内向   B. 有其他人员在场

  C. 指导内容患者不感兴趣   D. 患者剧烈疼痛

  E. 患者产前知识缺乏

12. 一位即将动第二次手术的患者对护理人员说："一想到上次手术后我所经历的伤口疼痛，我就害怕得不得了。"这属于哪一种沟通层次

  A. 一般性沟通   B. 事务性沟通

  C. 分享性沟通   D. 情感性沟通

  E. 共鸣性沟通

13. 护士对患者说："您昨晚睡得好吗?"这属于哪一种沟通层次

  A. 一般性沟通   B. 事务性沟通

  C. 分享性沟通   D. 情感性沟通

  E. 共鸣性沟通

二、思考题

护士为一女性患者进行术前导尿术，护士一边操作一边向几名男女实习护生介绍会阴各部位的名称和导尿的步骤等，患者感到非常紧张和难堪，要求护士让这些人出去，护士解释说，没关系，他们都是实习生，并要求她躺好，不然无法导尿。

1. 护士与患者的沟通未注意人际沟通的哪个影响因素？

2. 护士正确做法是？

（赵　嘉）

扫码"练一练"

第八章 护理工作中的关系沟通

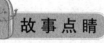

学习目标

1. **掌握** 护患关系的概念；护患关系的基本模式与内容；护患关系的发展过程；护患关系的影响因素，护患关系的性质和特点。
2. **熟悉** 医护之间的沟通策略；患者的角色特征与行为适应；护士的角色功能。
3. **了解** 护士与家属的关系沟通策略；护际之间的关系沟通策略；护士与其他医务工作者之间的关系沟通策略。
4. 能够运用所学知识处理好护理工作中的各种人际关系。
5. 具有营造良好的沟通氛围和树立良好的职业形象的意识。

故事点睛

旁白： 患者王某，男，45 岁，教师，因头晕，头痛，血压升高而入院。李护士来到病房与患者王老师进行交谈，李护士亲切的表情，和蔼的话语给王老师留下了良好的印象。李护士也从交谈中了解到王老师以前从未住过医院，对病房情况一无所知，感觉陌生且新奇，王老师由于教学任务繁重，一直没能得到很好的休息。对于本次入院也非常不情愿，经常挂念自己的学生，学生还有 1 个月就要高考了。

人物： 由三名学生分别担任故事人物，进行即兴表演。

请问：

1. 针对王老师的个人特点，应与其建立何种类型的护患关系？
2. 如何有意识地去建立与患者的关系？
3. 在与患者建立护患关系的过程中，可以运用哪些技巧？

随着现代医疗水平的发展，护理人际关系对于为患者提供良好的治疗环境，提高患者对医护人员的信任，促进患者早日康复变得十分重要。因此要提高护理质量，必须要求护士能够很好地处理好人际关系。通过良好的人际关系来促进护患关系良性发展，让患者主动配合治疗，通过护理人员与其他工作人员的密切配合，让医疗活动顺利高效的进行。

第一节 护理工作中的人际关系

护理学是直接与人打交道的综合性应用学科，了解人类社会实践中的人际关系特点，熟悉人际关系的影响因素，对于建立良好的护理人际关系，增强护士的专业素质，提高护理服务质量具有十分重要的意义。

扫码"学一学"

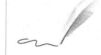

一、人际关系的基本概念及特点

（一）人际关系

人际关系是指在社会生活中，通过相互认知、情感互动和交往行为所形成和发展起来的人与人之间的关系，是人与人交往过程中所产生的各种社会关系的总和。

（二）人际关系的特点

1. 社会性　人是社会文明进步的产物，社会性是人的本质属性，是人际关系的基本特点。随着社会的发展和科技的进步，人们的活动范围不断扩大、活动频率逐步增加、活动内容日渐丰富，人际关系的社会属性也不断增强。

2. 复杂性　人际关系的复杂性主要体现在两方面：一方面，人际关系是多方面综合因素联系起来的，且这些因素均处于不断变化的过程中；另一方面，人际关系还具有高度个性化和以心理活动为基础的特点。因此，在人际交往过程中，由于人们交往的准则和目的的不同，交往的结果就会出现心理距离的拉近或疏远，情绪状态的积极或消极，交往过程的冲突或和谐，评价态度的满意或不满意等复杂现象。

3. 多重性　在人际交往的不同环境中，每个人扮演着不同的角色，例如一名青年女性，在患者面前她是护士，在丈夫面前她是妻子，在自己儿子面前她是母亲，在自己父母亲面前她是女儿，而且在人际交往中由于物质利益或精神因素，某个角色在强化、某个角色在减弱，使得人际关系具有多重性。

4. 多变性　人际关系会随着个人年龄、环境、地位及条件的变化而不断发展变化，社会角色也随之调整。

5. 目的性　在建立和发展人际关系的过程中，人们为了实现自己的理想追求，均存在不同程度的目的性，而且这种目的性随着人类经济活动的增加会更加明显。

二、人际关系与人际沟通的关系

人际关系与人际沟通，既有密切联系又有一定的区别。

首先，建立和发展人际关系是交往与沟通的最直接的目的和结果，人际关系是在人际沟通的过程中形成和发展起来的。任何性质、任何类型的人际关系的形成都是人与人之间相互沟通的结果。有了良好的人际关系，然后才能进一步实现其他目的。护士要帮助患者消除心理障碍实现护理目标，首先应与患者建立并保持良好的人际关系，护士要与医生合作解决患者的健康问题，也要先与医生建立和保持良好的合作关系。

其次，良好的人际关系也是顺利交往与沟通的基础和条件，人际交往与沟通一般在两个层面展开：内容层面和关系层面。内容是指沟通中所传递的信息的实质性含义，关系是指沟通各方在沟通中所处的地位和联系方式。在沟通中，如果各方所处的地位恰当、联系方式得体，那么沟通各方的关系可以处于和谐有效的良好状态，内容沟通可以顺利展开。如果在沟通中各方地位不当、联系方式不得体，则人际关系将处于紧张和不和谐的状态，内容沟通将产生障碍，甚至无法进行。

第三，人际沟通与人际关系的研究有不同的侧重点，人际沟通重点研究的是人与人之间联系的形式和程序。人际关系则重点研究人与人在沟通基础上形成的心理关系。在整体护理实践中，良好的人际沟通能力和人际协作能力对于完成护理目标是十分重要的。

三、影响人际关系的因素

（一）生理因素

生理因素对人际关系的影响有年龄因素、性别因素、风度仪表、个体生理素质等。生理素质主要指个体解剖生理特点，特别是神经系统、运动系统、感觉器官的状态及其驾驭周围环境的能力。个体的生理素质是人格形成的基础，影响人格的发展道路，虽然对人际关系不起决定性的作用，但还是人际关系的重要基础条件之一。

（二）心理因素

1. 气质　是指人典型的、稳定的心理特点，包括心理活动的速度（如语言、感知及思维的速度等）、强度（如情绪体验的强弱、意志的强弱等）、稳定性（如注意力集中时间的长短等）和指向性（如内向性、外向性）。这些特征的不同组合，便构成了个人的气质类型，它使人的全部心理活动都染上了个性化的色彩，属于人的性格特征之一。气质类型通常分为多血质、胆汁质、黏液质、抑郁质四种。

2. 能力　是直接影响活动效力、使活动得以顺利完成的个性心理特征。能力是影响人际交往效率的最基本、最直接的心理因素。涉及人际交往所需要的能力包括运用言语、动感符号、传达信息、感受、想象、交际、适应和思维能力及正确认知自我的能力等。每个人的能力是各不相同的，扬长避短，合理运用自己的交往能力是获得成功的重要保证。一个缺乏表达能力的人，不可能促成良好的人际关系的形成，也不可能把心理咨询和心理护理工作做好。

3. 性格　是通过比较稳固的、对现实的态度和与之相适应的习惯化了的行为方式所表现出来的心理特征。性格是在个体的生活过程中形成的，具有相对的稳定性，一般情况下，总是表现出特定的生活感情和态度。因此，性格是个性心理中的核心特征，反映个人的世界观、理想、信念和情操，决定着个人的活动方向，是一个人与众不同的主要差别。

4. 需要　是指个体缺乏某种东西时而产生的一种获得某种对象或现象的必要感的心理倾向。需要是人们实践的活动产物，是人类生命存在、发展和延续的客观综合性要求。需要按层次可分为生理需要、安全需要、归属和爱的需要、尊重的需要、自我实现的需要。护理人员掌握患者不同时期的心理变化和需要倾向，解除患者疑虑，满足其合理需要，调动患者的积极性，主动配合医务人员实施最佳治疗护理计划有着极为重要的意义和作用。

5. 动机　是在需要和刺激作用下，导向某一目标的一种心理过程，是指引人们进行活动以达到一定目的的内在动力。动机使人的活动具有选择性。意识到和未被意识到的动机构成人格行为动机。它们都是受社会生活的具体历史条件所制约的需要的表现。相当多的情况下，推动人们活动的是几种动机的综合，但其中必然有一个占主导地位的动机。如护理人员认真做好护理工作主要是为了患者的健康需要，同时也为了免扣奖金或免遭护士长的批评。

（三）社会因素

1. 首因效应　人与人第一次交往中给人留下的印象，在对方的头脑中形成并占据着主导地位，这种效应即为首因效应。一般常说的"给人留下一个好印象"，一般就是指的第一印象，这里就存在着首因效应的作用。因此，在护患交往中，护士可以利用这种效应，展示给人一种极好的形象，为以后的护患交往打下良好的基础。

2. 近因效应 是指当人们识记一系列事物时对末尾部分项目的记忆效果优于中间部分项目的现象。这种现象是由于近因效应的作用。前后信息间隔时间越长，近因效应越明显。原因在于前面的信息在记忆中逐渐模糊，从而使近期信息在短时记忆中更为突出。护理工作要让患者实现身心全面康复，必须对近因效应和首因效应的作用有正确评估，方能对患者心理做出全面准确的判断。

3. 晕轮效应 又称光环效应。指认知者依据对象的某种特征，从而推断对象的总体特征的好与不好的现象。如带教护师对学习主动、成绩好的实习护生及时关注、指导耐心，而对成绩不好的护生就很少关心过问。

4. 社会刻板效应 是指社会中的一部分成员对某类事物或人物（群）所持有的共同的、固定的、笼统的看法。一般说来，生活在同一地域或同一社会文化背景中的人，总会表现出许多心理与行为方面的相似性。同样职业、年龄的人，在思想、观念、态度和行为等方面也较为接近。这些相似特点，被概括地反映到人们的认知中，并被固定化，便形成了社会刻板效应。

5. 移情效应 是指把对特定对象的情感迁移到与该对象相关的人或事物上的现象。爱和恨、嫌恶和嫉妒都会产生移情效应，"爱屋及乌"就是移情效应。移情效应首先表现为"人情效应"，如"朋友的朋友也是我的朋友""为朋友两肋插刀"等。移情效应还表现为"物情效应"和"事情效应"，如"以酒会友""以文会友"。移情效应是一种心理定式，因此不能从道德上来评价它的是与非。

6. 经验效应 指交际个体凭借以往的经验进行认知、判断、决策、行动的心理活动方式。经验是一种财富，但有局限性。由于科学技术发展日新月异，封闭状态日益被打破，人们的思想、观念在许多方面不断更新。不顾时间、地点直接套用已有经验，有时也会出洋相。"没有经验"也常常成为人们解释自己受骗的原因和安慰他人要从中吸取教训的理由。护理人员救死扶伤，需要积累有益的经验，丰富自己观察、认知、判断能力。

7. 投射效应 是指个体由于自身的需要和情绪倾向，将自己的特征投射到他人身上的现象。"推己及人"就是投射效应。性格类型不同的作用使一些类型的人较多地存在投射效应。投射效应有两个方面的作用：一是直接效应，使被觉察者的印象实际上更像自己，把自己内心不被允许的冲动、态度和行为推向他人，逃避良心的指责，求得心理平衡。二是可以准确评价同他们自己相类似的人，避免产生自我评价的干扰和影响。

8. 预言自动实现效应 又名"皮格马利翁"效应，指在有关社会实践活动中存在的一种预言自动实现的现象。1968 年罗森塔尔将随机组合的两组智力相同的学生名单交给这些学生的老师，并告知该教师，其中一组智力测试结果显示他们"名列班级前 20%""学业会有突飞猛进的发展"（实际上是好、中、差都有）。八个月后，测试结果显示，该组智力提高明显优于对照组，期待变成了现实，预言自动实现。实际是预言激励师生共同努力的结果。

9. 暗示效应 指在无对抗态度的条件下，借助语言、手势、表情或其他暗号对人的心理产生影响，使人按一定的方式行动，或接受一定的态度、意见或信念。如医学领域中，对一些患有身心疾病的患者采用暗示疗法和非特效药治疗取得极好的治疗效果。有经验的护理人员在诊疗护理实践中，运用患者对医务人员的信任、权威心理的影响，引导患者确立康复信心，这是有效应用预言自动实现效应和暗示效应的结果。

（四）文化修养

文化修养是指对人文文化、科技文化中的部分学科有了解、研究、分析、掌握的技能。可以独立思考、剖析、总结并得出自己的世界观、价值观的一种能力。科学的思维能力与方法、丰富的情感和想象力、对事物的敏感性等有助于人际交往的顺利进行。

（五）道德修养

道德修养是指人们在思想品质、思想意识方面，经过勤奋学习和长期实践与磨炼，所达到的一种能力和思想品质。每个人的思想品德是后天逐步培养形成的，良好道德品质的形成离不开自我修养。道德修养对改善人际关系具有良好的作用，主要表现在道德可以优化交往环境，纯洁交往动机，提升交往技巧，提高交往层次，克服畸形关系。

第二节　护士与患者的关系沟通

扫码"学一学"

护患关系是在护理工作过程中护士与患者及其家属亲友形成和发展起来的一种工作性、专业性、帮助性的人际关系。护患关系是护理人际关系的核心也是影响护理人际关系平衡的最重要因素。

一、护患关系的性质和特点

护患关系是双向互动的，存在于护士与患者之间，是在特定环境及时间内形成的一种以解决患者健康问题为目标而形成的特殊人际关系，具有其特殊性。

（一）护患关系的性质

1. 帮助系统与被帮助系统的关系　在护患关系中，护士拥有专业的医疗知识和技术并服务于患者，是帮助系统；而寻求健康的患者及其家属亲友是接受医疗护理服务的被帮助系统。护士对患者的帮助发生在医疗护理服务过程中，通过基础生活护理及用药治疗等帮助患者解决健康需求，使患者减缓病痛、恢复健康，生活得更舒适。

2. 特定的互动关系　护患关系是以寻求健康为中心建立起来的关系，护士为患者提供专业知识和技术，患者积极主动配合治疗，护患之间相互影响、相互作用。这种互动不仅限于护士与患者之间，还表现在护士与患者家属、亲友和同事等社会支持系统之间，是一种多元性的互动关系。

3. 以寻求健康为目标的治疗性关系　治疗性关系是护患关系职业行为的表现，患者因病需要接受治疗和护理，护士掌握着帮助患者恢复健康的知识和技能，就应当履行救死扶伤、治病救人的天职，为患者提供帮助。正是患者的健康需求和护士的职业特点使双方发生了治疗性关系，治疗活动终止，治疗关系结束。

4. 平等而不对等的关系　由于护患关系是在患者患病这种情况下建立起来的，患者需要得到护士的帮助，是接受帮助者。而护士是提供专业帮助的保护者和照顾者，处于主导地位，这与其他人际关系中双方相互依赖的特点不同，患者需要被动接受护士的意见和建议。这就意味着护士的行为可能使双方关系健康发展，有利于患者恢复健康；但也有可能是消极的，使关系紧张，患者的病情更趋恶化。

（二）护患关系的特点

1. 护患关系是独特的　它是发生在特定的地点、人物和特定的时间内。

2. 护患关系是相对的短期关系 它是在患者治疗期间所维持的关系。

3. 护患关系是有目的的 护患关系的建立，其最终目的是减轻患者的痛苦，促进患者的健康。

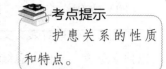

考点提示

护患关系的性质和特点。

二、护士的角色功能

自南丁格尔首创护理专业以来，护理学从深度和广度上得到了长足的发展，护士的形象也发生了根本性的变化，由疾病照顾者转变为健康护理者，护士的工作范围将逐渐扩大，其职能也将得到日益强化。

（一）角色和护士角色

1. 角色 是指处于一定社会地位的某些个体或群体，在实现与这种地位相联系的权利与义务的过程中，所表现出的符合社会期望的模式化的行为规范总和。

2. 护士角色 是符合护士职业特点的社会期望行为，包括其具有的角色人格和职业行为模式。护士作为一种社会角色，有着防治疾病、护理患者的职责，因此必须具有相应的道德品质、专业能力。

（二）护士的角色特征

1. 照顾者 这是护士最基本又最重要的角色功能，当人们因疾病等原因不能自行满足基本需要时，护士应提供各种护理照顾，帮助患者满足其基本需要，如饮食、排泄、休息、活动、个人卫生等方面的需要。

2. 计划者 护士运用其专业的知识和技能，评估患者的健康情况，提出护理问题，制定切实可行的护理计划，并负责护理计划的实施评价。在这个过程中要求护士具有深刻的思维判断、观察分析能力和果断的决策能力。

3. 协调者 护士在工作中需要与有关人员及部门进行联系与协调，维持一个有效的沟通网，使诊断、治疗、护理工作得以互相配合顺利进行，保证患者获得最适宜的整体医疗服务。

4. 教育者 护士的教育者角色包括两个方面：一是对患者的健康知识的宣传教育和指导，提供有关保健信息，提高其生活质量；二是对实习护生和新护士的教育培养，引导他们进入护理工作领域，发挥其护理专长，培养护理工作接班人，满足护理事业未来发展需求。

5. 代言者 护士是患者利益的保护者，有义务解释并保护患者的权益不受侵害，是患者的代言者。同时，护士还需评估影响全民健康的问题和事件，为医院或卫生行政部门服务，此时，护士又成为全民健康利益的代言者。

6. 管理者 为了使护理工作顺利开展，护士需对日常护理工作进行合理的计划安排，从而合理利用各种资源，提高护理工作效率，为患者提供优质的护理服务。同时，护理管理人员还需与医院的其他管理人员共同完成医院的管理。

7. 研究者 科研是护理专业发展不可缺少的内容，每一个护士，都有义务在做好患者护理工作的同时，积极开展护理研究工作，通过科学研究来验证、扩展护理理论和护理实践，改革护理服务方式，发展护理新技术。

考点提示

护士的角色特征。

三、患者的角色特征与行为适应

（一）患者的角色特征

1. 患者可酌情免除正常的社会角色所承担的责任　即患者可从正常时承担的社会角色中解脱出来。免除的程度取决于疾病的性质和严重程度，医生的临床诊断是患者角色合法的证明。

2. 患者对陷入疾病状态没有责任，有权利获得帮助　一般认为，患病不以患者意志为转移，患者对生病状态无能为力，因而可免除因疾病所造成问题的责任。他们需要受到照顾，也有权利获得医护帮助。

3. 患者有治好疾病的义务，有责任恢复健康　社会和家庭要求每个患者都要主动恢复健康并承担应尽的责任。疾病常给患者带来痛苦、不适甚至死亡，因此在医疗和护理活动中，患者不能凭自己意愿行事，必须配合医护人员，争取早日恢复健康。

4. 患者应主动寻求专业技术上的帮助　为了减轻疾病的痛苦，患者生病后应寻求可靠的治疗技术，通常是医护人员的帮助，并应在恢复健康的过程中与医护人员合作，共同战胜疾病。

从临床医学和护理的角度来看，只有那些有求医行为，并接受医疗诊治的人才能被称为患者。因为事实上只有这部分人才与医疗机构和医生、护理人员建立了互动的关系，医生、护理人员才可能对他们进行系统的医疗护理照顾。

（二）患者角色行为适应改变

1. 角色行为冲突　是指患者在适应患者角色过程中，与其原来的角色发生心理冲突而引起行为矛盾。患者可能意识到自己患病但不能接受患者角色，如生病的学生，因担心疾病影响学习，而表现出焦虑、烦躁情绪，造成学生角色与患者角色冲突。

2. 角色行为缺如　是指患者没有进入角色，不愿意承认自己是患者，或对患者的角色感到厌倦、悲观、绝望，不能很好地配合医疗和护理。

3. 角色行为强化　是指患者安于患者角色，对自我能力表示怀疑，产生退缩和依赖心理，过分寻求帮助。常发生于病情好转由患者角色转向社会角色时，这对康复期的患者恢复常态社会角色十分不利。

4. 角色行为消退　是指个体已适应了患者角色后，但由于某些原因又重新承担起本应免除的社会角色的责任，从而放弃患者角色。例如身处患者角色的母亲，因孩子突然患病住院而将其"母亲"角色上升为第一位，承担起照顾孩子的职责，此时患者"母亲"角色占据主要地位，患者角色消退。

考点提示

患者角色行为适应改变的四个种类。

四、护患关系的基本模式与内容

（一）护患关系的基本模式

护患关系是人际关系在护理工作中的具体体现。根据护士和患者双方在共同形成的人际关系结构中所发挥的作用、心理方位、主动性及感受性等因素的不同，一般划分为以下三种。

1. 主动 – 被动模式　这是一种传统的护患关系模式。其特点是"护士为患者做什么"。护士对患者的护理处于主动的主导地位，具有不容置疑的权威性，而患者则处于被动地接受护理的从属地位，需要服从护士的处置与安排。这种模式只适用于某些难于表达主观意志的患者，如危重、休克、昏迷、婴幼儿及精神病发作期患者。

2. 指导－合作模式　这种模式是目前临床护理的主要关系模式。其特点是"护士告诉患者做什么和怎么做"。由护士决定护理方案和措施，指导患者有关缓解症状、恢复健康的方法，同时患者可以主动向护士提供有关自己疾病的信息，对护理方案和措施提出合理的意见与建议。这种模式一般适用于意识清醒的重病初愈、创伤及外科术后恢复期的患者。此时，患者希望得到护士的指导，能发挥自己的能动性，积极合作，这样有利于提高护理成效。

3. 共同参与模式　这种模式的护患关系是双向的，是一种新型的平等合作的护患关系，其特点是护士积极协助患者进行自我护理。护患双方都具有大致相同的主动性，患者不仅仅是配合治疗护理，还要积极主动地参与自己的病例讨论，向护士提供自己的医疗护理体验，探讨某些护理措施的取舍，共同决策合适的治疗护理方案。这种模式比较适用于受过良好教育的慢性病患者，他们对自身健康状况有比较充分的了解，把自己看作战胜疾病的主体，有强烈的参与意识。

> **考点提示**
> 护患关系的基本模式。

（二）护患关系的基本内容

1. 技术性关系　指护患双方在进行一系列护理服务活动过程中所建立起来的行为关系。在技术性关系中，护士掌握着帮助患者恢复健康的专业知识和技术，能够满足患者对医疗护理服务的需求，发挥主导作用，构成了护患关系的基础，离开了技术关系，就不能产生护患关系的其他内容。

2. 非技术性关系　指护士和患者双方由于社会的、经济的、心理的、教育的等多重因素的影响，在实施护理技术过程中所形成的道德、利益、法律、文化、价值等多方面内容的关系。其中道德关系是非技术关系中最重要的内容。由于护患双方所处的社会地位、生活环境、自身利益以及文化教育和道德修养的不同，在护理活动中很容易产生矛盾，所以护患双方必须按照一定的道德原则和规范来约束自身的行为，使得护理活动顺利进行。

在实际护理过程中，技术性关系与非技术性关系是相互影响相互作用的。非技术性关系的成功会增进患者对护理工作的认可与配合，促进技术性关系的发展；技术性关系如发展不顺利也会直接影响非技术性关系。

五、护患关系的发展过程

护士与患者的关系，从患者入院或护士接触患者开始，至患者出院或因健康恢复与护士结束关系为止，是一个发展动态的过程。一般说来可分为三个阶段：即初始期、工作期和结束期。

（一）初始期

当患者寻求专业性帮助与护士接触时，护患关系便开始建立了。初始期主要任务是护患双方彼此熟悉并建立初步的信任关系。患者入院后，护患双方都希望尽快了解对方。护士要了解患者的一般情况如病情、家庭和生活背景等，患者也希望了解护士，如护士的业务水平、操作能力、性格脾气及工作责任心等。这一阶段是建立良好护患关系的关键时期。护士要主动向患者自我介绍，介绍医院的住院环境，并告知一些医院的规章制度。护士还要细心全面地收集患者的病情资料，确定护理问题，制定护理计划。在沟通中护士要体现热心、耐心、细心、责任心和同情心，让患者了解自己、信任自己，为护理工作的顺利开展奠定良好基础。

（二）工作期

此期主要的任务是在彼此信任的基础上，帮助患者解决已确认的健康问题，满足患者的合理需要，促使其早日恢复健康。这段工作期时间较长，是护士向患者提供服务最主要的工作阶段。在此阶段，护士热心周到的服务，真诚尊重关心患者，是赢得患者信任与依赖的关键。从为患者提供护理服务的过程中熟悉了解患者，随时与患者进行交流沟通，取得患者的密切配合，逐步形成良好的护患关系。但是在这阶段护患关系也可能出现波动如患者不遵守医嘱，不主动配合等，护士应当以积极主动的态度去应对出现的问题，查找纠正工作中的不当之处，耐心解释。这一时期护患关系是否和谐，对患者恢复健康关系甚大，护士必须给予特别重视。

（三）结束期

经过前期的治疗和护理，患者的病情已经好转或者基本恢复健康，护理目标已经实现。护士的护理服务即将结束，护患关系进入结束阶段，这一时期的主要任务是护患双方共同评价护理目标的实现程度，并预计护患关系结束后患者可能会面临的新问题，如进行如何保持健康的教育，出院后应注意事项，同时接受患者的反馈意见以便今后改进工作，使护患关系顺利结束。

> **考点提示**
> 护患关系的发展分期及各期主要任务。

知识拓展

特鲁多医师的墓志铭

美国纽约东北部的撒拉纳克湖畔，E. L. Trudeau（特鲁多）医师的墓志铭镌刻着"To Cure Sometimes，To Relieve Often，To Comfort Always"。用中文描述就是"有时，去治愈；常常，去帮助；总是，去安慰"。这段铭言表达了一个道德高尚的医务人员对待患者的心态，以及一种理性的谦卑、职业的操守和医学人文的朴素境界……特鲁多医师曾说："医学关注的是在病痛中挣扎、最需要精神关怀和治疗的人，医疗技术自身的功能是有限的，需要在沟通中体现的人文关怀去弥补……"

六、影响护患关系的因素

在医疗护理活动中，护士是与患者接触机会最多、关系最密切的工作人员，因此与患者发生矛盾冲突的可能性也最大。要避免与患者发生冲突，建立和谐的护患关系，必须对有可能引起护患矛盾的因素进行认真分析，有针对性的给予解决。

（一）护患关系的影响因素

1. 护士自身的因素 在临床医疗工作中，护士直接与患者打交道，护士的综合素质直接影响着护患关系的建立与发展。部分护士责任心不强，服务态度不良，理论知识不扎实，护理技术不熟练，人文素养不高，举止礼仪不规范，缺乏沟通技巧，都会影响护患关系。

2. 患者因素 患者素质参差不齐、对患者角色的不适应、对护理工作的偏见，常导致护患关系恶化。在临床工作中，护士接触来自社会各个阶层的患者，由于他们的社会背景不同、受教育程度不同，导致他们对护士工作要求的不同，对护士健康教育内容接受程度不同，对护嘱的理解执行存在差别，都是建立良好护患关系的不利因素。

3. 医院及社会因素 医院现有服务设施、管理体制、人员配置与患者需求尚有距离，患者不了解医院规章制度，不了解现实条件的制约，而对医务人员产生误会。医疗保健供需矛盾，卫生法律法规建设滞后，患者面对高额医药费，因病致贫或看不起病，愤怒怨气转嫁到医院及临床一线的护士身上，护患矛盾就此产生。

（二）护士在建立良好护患关系中的促进作用

1. 良好的职业道德和敬业精神 护理是一门特殊的职业，医院是一个特殊的工作环境，护士的服务对象是在生理或心理处于非健康状态下的特殊人群，这就要求护士要主动热情、耐心细致、一丝不苟地为患者服务。良好的职业道德和敬业精神可以增强护理人员的责任心和荣誉感，增加患者对护士的信任感，密切护患关系。

2. 娴熟的护理技能和丰富的理论知识 娴熟的职业技能是做好任何工作的前提，护理工作也不例外。同时，丰富的理论知识还使护理人员在工作中做到胸有成竹，遇事沉着稳重、果断、干练、有条不紊，良好的形象将会潜移默化地感染患者，使他们在心理上产生安全感，在信赖感和依赖感中，患者将自己宝贵的生命健康托付于护理人员。

3. 恰当的护理艺术 护士工作的服务对象是不同阶层、不同心理、不同需求的特殊人群，简单执行医嘱式的工作模式已不能完全适应护理工作的新要求。这就要求护士要更多地掌握心理、社会、行为、健康教育等新的知识，从患者的言谈、行为和情绪的细微变化中发现其心理活动的改变，主动对患者进行包括心理指导、疾病防治知识、保健知识等一些内容广泛的健康教育，提前发现和满足患者的护理要求。

4. 良好的沟通技巧 护士在不同的患者面前举止要有区别，对老人、病情危重者要抚慰、关心，对儿童要爱抚，对异性要稳重等。做到仪表端庄、举止得体、行为自然。护士与患者的交流，言语应亲切温和，语速适中，用词要简洁通俗易懂，主题突出，避免使用过多的医学术语，那样会引起患者的疑心和反感，影响沟通效果。

5. 维护患者利益和尊重患者隐私 患者的心理变化是复杂且微妙的，既想得到必要的帮助，又不愿把自己的隐私公开；既想向护士倾诉自己的心理问题，又不能轻易相信他人，这时护士要把为患者保密视为一条重要的医德规范，无条件地为患者保守隐私。

第三节　护理工作中的其他关系沟通

扫码"学一学"

现代医院以人的健康为中心实施整体护理，当护士按照护理程序为患者实施整体护理时，需要患者及其家属和其他医务工作者的密切配合和大力支持。因此护士还要与患者家属及其他医务工作者进行有效的沟通，建立良好的人际关系，才能最大限度地发挥自己的角色功能，提高护理服务质量。

一、护士与患者家属的关系沟通

护士与患者家属间的关系，实际上是护患关系的一种延伸，是广义的护患关系。在临床护理过程中护士越来越意识到，患者家属在提高护理效果和促进患者康复的过程中起着非常重要的推动作用。

（一）患者家属的角色特征

疾病的突然降临，必然给患者家庭造成一定程度的影响，如果是家庭主要支柱成员病倒，影响更为突出。为了照顾和支持患者，家庭成员原来的角色功能不得不重新调整。患者家属的角色特征主要体现在以下几个方面。

1. 患者原有家庭角色功能的替代者　患者患病前在家庭中的角色功能是相对固定的，一旦生病脱离家庭角色进入患者角色，就需要其他家庭成员替代或分担原有家庭角色功能。如果患者得知其他家庭成员能够迅速替代自己原有的角色功能，就会尽快地消除患病后的心理压力，进入患者角色安心治疗疾病。

2. 患者病痛的共同承受者　疾病不仅给患者带来痛苦，同时也会引起患者家属一连串的痛苦心理反应，尤其是一些急危重症患者和不治之症患者的家属。一般情况下，对于心理承受能力较差的患者，为保持稳定的治疗状态，护士会越过患者本人将患者的病情和预后直接告诉患者家属，因此家属往往要先承受精神上的打击，还不能表露出来。

3. 患者的心理支持者　患者生病后，容易出现焦虑、恐惧等心理问题，需要有人疏导和安慰，而其家属正是符合这种需求的最佳人选。许多患者的心理症结，只有家属才能解开，护士和其他人员是无法替代化解的。因此，家属是患者情绪稳定的重要决定因素，是患者心理稳定的主要支持者，家属的有力心理支持，对于患者的早日康复是非常重要的。

4. 患者治疗护理过程的参与者　现代护理模式需要患者的积极配合与参与，但如果病情严重，或者是婴幼儿、精神疾病患者，其参与能力受限时，就需要患者家属的主动参与。患者家属是病情的知情者，特别是那些缺乏自我表达能力的患者，如果没有患者家属提供病情资料，护士很难做出正确的护理诊断。患者护理计划的制定、护理措施的落实都需要家属的参与和帮助。因此，护士应把患者家属看作是帮助患者恢复健康的得力助手和坚定支持者，要善于调动患者家属的积极性，共同为患者提供优质的护理服务。

5. 患者生活的照顾者　患者由于受疾病的折磨，生活自理能力会受到不同程度的影响，住院期间和出院后一段时间内，生活上都需要有人照顾。而患者家属熟悉其生活习惯，且亲情关系使患者从心理上更易于接受家属提供的生活照顾，也能避免因其他人员照顾而产生的不安或内疚感。

> **考点提示**
> 患者家属的角色特征。

（二）护士在与患者家属建立良好关系中的作用

1. 热情接待患者家属探视　患者生病家属会到医院探视，由于其不熟悉医院环境、不了解医院的规章制度，护士应主动热情接待前来医院探视的患者家属。在接待过程中，护士应主动介绍医院的环境和规章制度，说明探视的注意事项，给予其指引帮助，使其感觉被尊重接纳，融洽护患关系。

2. 主动介绍患者病情，虚心听取患者家属的意见　护士应主动耐心地向家属介绍患者的病情、治疗措施及预后发展，让他们对患者的情况心中有数，也便于他们做好各种安排。当患者病情发生变化或恶化时，护士应及时向患者家属通报情况，耐心细致做好解释工作，以取得患者家属的信任与理解。患者家属出于对患者的关心，常常对病情观察得比较仔细，十分清楚患者的心理状态，对于患者的护理内容常常能提出一些合理的建议，护士应主动征询家属的意见，认真倾听，虚心接受。

3. 耐心解释患者家属提出的问题　患者生病住院，家属都会向护士提出一系列与患者有关的问题，护士应根据自己的知识、经验和所了解情况，向家属耐心地进行解释，减轻家属的焦虑和恐惧等情绪。通过这种交往，既可以增加患者家属对护士的信赖感，同时还可以通过家属做好患者的心理护理工作。

4. 帮助亲属解决家庭困难 亲人的生病会给患者的家庭带来一些新的困难，如果这些困难得不到妥善解决，就会增加家属的心理压力，影响对患者的照顾，也会增加患者的心理压力，使其无法安心养病。护士应主动了解患者家属的困难，向他们表示理解和同情，并提供一些必要的帮助。

5. 指导患者家属参与对患者的护理 一般来说，患者家属都有参与护理患者的积极性，希望自己在患者康复过程中发挥积极作用。但他们大多数不具备医疗护理专业知识，不懂得如何更好地参与，这就要求护士进行认真而有效的指导。

二、护士与医生之间的关系沟通

医护关系是医生与护士在医疗护理实践过程中因分工合作而形成的一种工作性质的人际关系。在临床医疗过程中医疗和护理密不可分、缺一不可。建立良好的医护关系，使医生和护士密切配合、协同工作，从而满足患者各方面的要求，可以提高整体医疗服务水平。

（一）"并列－互补型"的新型医护关系模式

随着医学模式的转变和护理学科的进步，护理工作进入了"以人的健康为中心"的整体护理阶段，护理人员已不再是单纯的医嘱执行者，而是护理工作的决策者。护士工作的主要内容由执行医嘱向以按照护理程序，对患者进行身心的、全面的、有计划的整体护理转变。医护关系模式由"主导－从属型"逐步转变为"并列－互补型"的新型医护关系模式。

1. "并列－互补"中并列是基础 医疗和护理是两个并列的要素，贯穿于治疗疾病的全过程，在诊治疾病中发挥着同等重要的作用，相辅相成，缺一不可。由于医护双方各有自己的专业技术领域和业务优势，故医护关系的背后就是诊断、治疗与护理的学科合作。一个患者的就诊、治疗、康复的过程，就是医护双方的一种合作的过程，两者在学术上有着相互平等的关系，医护之间只是职责分工的不同，没有高低贵贱之分，更没有孰重孰轻之别。

2. "并列－互补"中互补是保障 医疗和护理既有分工又有合作，护士是医嘱的执行者，护理工作的开展离不开对医嘱的正确理解、独立判断和严格执行，护理措施必须随时从治疗的需要出发，配合医疗的效应进行；医生的治疗方案需要通过护士的具体操作贯彻落实，医生的诊治离不开护士的协作配合，护士不仅为治疗工作的开展创造适宜的环境和条件，还为医生制定和修正医疗方案提供参考依据。

考点提示
护士与医生之间的关系模式。

（二）影响医护关系的主要因素

1. 角色压力过重 护士和医生在医院工作中都有自己独特的角色功能，在各自的专业范畴内履行各自的工作职责。如果分工科学合理，相互关系就容易协调，相互之间很少发生矛盾。但是目前很多医院的医护比例、床护比例严重失调，护士人数达不到规定的要求，导致护士长期超负荷工作，加上医护用人机制不同，造成岗位设置不平等。同时护理服务对象对护理质量要求越来越高，其法律意识、自我保护意识也不断增强，而护士恰恰是与患者接触最频繁、最密切的人，稍有不慎，就可能引起患者及其家属的不满。因此，护士承担了更重的角色压力，变得脆弱、急躁易怒，没有过多的时间精力去和同行沟通，以致产生误解和矛盾，医护关系不能够和谐发展。

2. 角色心理差位　医护双方是一种平等的合作关系。但是，部分护士对医生产生依赖、服从的心理，在医生面前感到自卑、低人一等。此外，也有部分高学历的年轻护士过分强调护理专业的独立性和自主性，不能很好地配合医生的工作。也有少数年资高、经验丰富的老护士对年轻医生不尊重、不配合。

3. 角色理解欠缺　医生与护士是完成健康服务的主要工作人员，医疗和护理分属两个不同的专业，有各自不同的学科体系，特别是在专业发展日新月异的今天，若双方之间缺少良好的交流、沟通、支持、尊重及理解，都会影响医护关系。

4. 角色权利争议　医生和护士按照分工，在各自的职责范围内承担责任，同时也享有各自的自主权。但是在某些情况下，医护人员常常会因为对工作职责和权利的理解不同而产生矛盾，影响医护关系。比如医生不希望护士干预自己开出的医嘱，而护士在执行医嘱时发现错误有权利提出异议，这必然会引起自主权利的争议。

（三）护士在促进医护关系中的作用

1. 主动介绍护理专业　护士应主动向医生介绍现阶段护理专业的发展方向和工作特点，以得到医生的理解和支持。例如当新的护理模式开始实施时，就需要护士在日常工作交往中，随时与医生进行沟通，具体解释其特征，以免因不理解新的护理模式而发生矛盾。

2. 互尊互学、以诚相待　在新型医护关系类型的要求下，医护的沟通要以患者为中心开展。医护在沟通交际中，应相互尊重、以诚相待。护士在工作中既要遵照医嘱完成治疗和护理工作，又不能盲目依赖医生。医护合作的前提是患者的安全，应该共同为患者服务，共同对患者负责。

3. 相互理解、主动配合　护士要主动了解各种医疗及医技科室的专业特点，尊重医生，尊重他们的专业自主权，尊重医疗方案的技术权威，并主动配合。例如护士在帮助患者进行有关的化验检查时，就应该理解这些检查的有关注意事项及其必要性，以便配合并向患者解释。

三、护际之间的关系沟通

护际关系是指护士之间的关系。护际关系通常分为三类：上下级护际关系、同级护际关系、教学护际关系。护际关系不仅直接影响到对患者实施身心全面护理，而且与护士自身的身心健康也有很大的联系。

（一）影响护际关系的主要因素

1. 影响护士长与护士关系的主要因素　由于护士长和护士出发点、需求不同，双方的期望和关注点不同。护士长希望护士钻研业务，乐于奉献，服从管理，支持科室工作；护士希望护士长业务能力和组织管理能力强，能够指导和帮助自己，关心下属，一视同仁。在工作中，往往因护士长过分关注工作的完成情况而忽略对护士个人的关心，或因护士过分强调个人困难而忽略科室工作等问题而产生矛盾。

2. 影响新、老护士之间关系的主要因素　年轻护士精力充沛、动作迅速、理论基础扎实，但专业思想不稳定、业务不熟；资深护士临床经验丰富、专业思想稳定、业务精湛，他们在工作中如果不能相互学习，缺乏有效交流，不能理解与尊重对方，必然会导致矛盾的产生。

3. 影响护士与实习护生之间关系的主要因素　一般情况下，临床带教护士均为非专职教师，其教书育人观念较弱。当个别带教护士对实习护生态度冷淡、不耐心、不指导，会使实习护生对带教护士产生厌烦心理；同时，如果实习护生临床护理工作适应不良，不能完全接受老师的严格要求和管理，不能虚心学习、性情懒散，也会使带教护士产生反感，从而引发矛盾。

（二）建立良好护际关系的策略

1. 充分发挥护士长在协调相互关系中的核心作用　护士长是病区护理管理工作的组织者和指挥者，也是护士间相互关系的协调者，是护士群体人际关系的核心。在工作中，应多用情、少用权，要以身作则，严于律己，知人善用，以理服人。作为护士，一方面要尊重领导，服从管理，要理解护理管理者的难处；另一方面，护士间要互相帮助、互相学习、取长补短，和睦相处；作为实习护生，应尊重带教护士，主动学习，勤奋工作。

2. 创造团结协作的工作环境　护理工作繁重琐碎，中间环节多而又连贯性强。一系列护理任务的完成，不仅有赖于护士个人良好的综合素质，而且需要各级各类护士之间团结协作和整体机制的协调运转。护士之间既要分工负责，又要团结协作；出现困难，应互相帮助；发现问题，应互相提醒、补救；形成团结协作、和谐向上的工作氛围。

四、护士与其他健康工作者之间的沟通

在医院工作中，除医护关系外，护士还要经常与其他健康工作者沟通（如医技辅助、后勤人员等）。由于护士与这些人员的工作职责、工作性质和工作环境不同，所以在人际交往中可能产生不同的交往心理和矛盾，影响相互之间的协作关系。

（一）与医技辅助人员的沟通障碍

由于医技科室所包含的各类专业与护理专业的差别较大，独立性更强，护士与医技人员对相互专业缺乏了解，容易导致工作中配合不协调，出现问题，相互埋怨、互相指责甚至推卸责任，进而造成双方关系沟通障碍。

（二）与后勤人员的沟通障碍

护理工作离不开后勤人员的支持与配合，有些护士对后勤人员不够尊重，认为他们不是专业技术人员，所做工作技术性不强，而后勤人员因自己工作得不到理解和重视，容易产生消极情绪，敷衍拖延，使临床护理工作不能顺利开展，从而影响双方的关系沟通。

（三）护士与其他健康工作者的沟通策略

1. 相互理解与尊重　尊重、理解是建立良好人际关系的前提，也是改善护士与医技、后勤人员矛盾的有效手段。双方应在相互尊重彼此的人格基础上，理解彼此工作的性质，明确职业没有高低贵贱之分，只有分工不同。在双方交往中护士应当充分展示出自身良好的职业素质和修养，善于化解各类矛盾冲突。

2. 相互支持与配合　护士与医技、后勤人员相互支持与配合是顺利开展临床护理工作的重要保证。双方要做到换位思考，多为对方考虑。如果双方在工作安排上出现冲突时，护士应当在保证不影响护理质量的前提下，主动调整工作方案，为对方工作提供更多的方便。

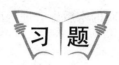

本章小结

护理工作中人际关系主要包括护士与患者之间的关系、护士与医生之间的关系、护士相互之间的关系以及护士与其他医务人员之间的关系。护患之间的关系是护理人际关系的核心。在护理人际关系中，护士应掌握交往对象的角色特征和影响因素，处理好各方面人际关系，提高护理服务质量，促进患者早日康复。

习 题

一、选择题

【A1/A2 型题】

1. 一般情况下，护患关系发生障碍时，主要责任人是

    A. 医生   B. 护士   C. 患者   D. 患者家属   E. 护士和患者

2. 护患关系的实质是

    A. 满足患者要求   B. 促进患者的配合

    C. 规范患者的遵医行为   D. 帮助患者熟悉医院规章制度

    E. 强化患者自我护理能力

3. 属于人际关系主要特点的是

    A. 单纯性   B. 灵活性   C. 稳定性   D. 多重性   E. 随意性

4. 影响医护关系的主要因素不包括角色

    A. 心理差位   B. 期望冲突   C. 压力过重   D. 权利争议   E. 理解欠缺

5. 下列哪一项不属于护士的角色

    A. 直接提供护理者   B. 教师的角色

    C. 科研的角色   D. 管理协调者

    E. 提供治疗方案的角色

6. 下列关于护患关系的理解不正确的是

    A. 护患关系是一种帮助与被帮助的关系

    B. 护患关系是一种治疗关系

    C. 护患关系以护士为中心的关系

    D. 护患关系是多方面、多层面的专业性互动关系

    E. 护患关系是在护理活动中形成的

7. 不属于护理人际关系的是

    A. 护士与服务对象的关系   B. 护士与医生的关系

    C. 护士与护士的关系   D. 护士与辅助科室人员的关系

    E. 护士与家人的关系

8. 共同参与模式适用于

A. 精神病患者　　　　　　　　　B. 智力严重低下患者

C. 婴幼儿　　　　　　　　　　　D. 休克患者

E. 慢性单纯性高血压患者

9. 患者男性，67 岁，大学教授，因高血压住院治疗，适用于该患者的最佳护患关系模式为

A. 指导型　　　　　　　　　　　B. 被动型

C. 共同参与型　　　　　　　　　D. 指导－合作型

E. 主动－被动型

10. 一位护士正在为一位即将出院的术后患者进行出院前的健康指导，此时护患关系处于

A. 准备期　　　B. 初始期　　　C. 工作期　　　D. 结束期　　　E. 熟悉期

11. 一位住院患者，因便秘要求其主治医生给其用通便药，医生答应患者晚上给其口服药通便灵，但未开临时医嘱。第二天早晨，护士因患者晚间未服通便灵受到埋怨，护士因此对该医生产生极大不满。导致医护关系冲突的主要原因为

A. 角色心理差位　　　　　　　　B. 角色压力过低

C. 角色理解欠缺　　　　　　　　D. 角色权利争议

E. 角色期望冲突

12. 患者男性，69 岁，农民，文化水平极低，肾癌术后，护士在探视时间与其进行交谈，交流过程中，护士手机来电，护士立刻将手机关闭；患者感到伤口阵阵疼痛，并很烦躁，患者女儿轻轻地安慰，最终交谈无法再进行下去，不得不终止。针对此患者的特点，最佳的护患关系模式为

A. 指导型　　　　　　　　　　　B. 被动型

C. 共同参与型　　　　　　　　　D. 指导合作型

E. 主动－被动型

13. 一位患有心梗的患者住院治疗后已好转，但由于他年迈的母亲突然中风，他毅然离开医院照顾母亲，此患者出现了患者角色适应的哪个问题

A. 角色行为冲突　　　　　　　　B. 角色行为强化

C. 角色行为消退　　　　　　　　D. 角色行为缺如

E. 角色行为异常

14. 李某，女性，半个月前行子宫肌瘤剔除术，术后恢复良好，今日医生建议出院。她找护士说：自己觉得身体根本没有恢复，害怕出院后身体出问题，不想出院，此患者出现了患者角色适应的哪个问题

A. 角色行为冲突　　　　　　　　B. 角色行为强化

C. 角色行为消退　　　　　　　　D. 角色行为缺如

E. 角色行为异常

15. 患者赵某，女，43 岁，某公司董事长，诊断"乳房肿块性质待查"，医生建议其住院接受手术治疗，但患者说最近工作非常繁忙拒绝住院，该患者的表现属于

A. 角色行为冲突　　　　　　　B. 角色行为强化

C. 角色行为消退　　　　　　　D. 角色行为缺如

E. 角色行为异常

【A3 型题】

共用题干：患者女性，81 岁，退休干部。冠心病住院治疗，住院前 3 天与护士们关系融洽。第四天护士张某在为其进行静脉输液时，静脉穿刺 3 次均失败，更换李护士后方成功。患者非常不满，其女儿向护士长抱怨。从此，患者拒绝张护士为其护理。

16. 针对此患者的特点，最佳的护患关系模式为

A. 指导型　　　　　　　　　　B. 被动型

C. 共同参与型　　　　　　　　D. 指导 – 合作型

E. 主动 – 被动型

17. 护患关系发生冲突的主要原因是

A. 角色压力　　B. 责任不明　　C. 角色模糊　　D. 信任危机　　E. 理解差异

18. 护患关系冲突的主要责任人是

A. 患者　　　B. 张护士　　　C. 李护士　　　D. 护士长　　　E. 患者女儿

二、思考题

王先生，急性颅脑损伤入院，意识模糊、生活不能自理，经积极治疗护理后，意识恢复、病情好转，可下地活动、生活部分自理，继续住院观察治疗，最后痊愈出院。

请思考：

1. 本案例经历了哪几类护患关系的行为模式？

2. 不同的护患关系模式，各适用于什么样的患者，对护士有什么不同的要求？

（李建慧）

扫码"练一练"

第九章 护理工作中的语言沟通

学习目标

1. **掌握** 护理工作中语言沟通的技巧，治疗性交谈的过程。
2. **熟悉** 交谈的含义和类型。
3. **了解** 语言沟通的类型和原则。
4. 能在护理工作中应用语言沟通技巧进行交流。
5. 具有通过语言沟通的技巧达到良好沟通效果的意识。

故事点睛

旁白：小明，4 岁，翌日上午九点进行全麻手术，李护士对小明妈妈说："您孩子明天上午手术，不要让他吃早餐。"手术过程中小明呕吐严重，不仅影响手术进程，而且存在危险。手术后，麻醉医生了解情况得知：小明妈妈以为护士说的不吃早餐是指主食，但是怕孩子饿着，让小明喝了酸奶，吃了饼干。

人物：由两名学生分别扮演故事中人物角色，进行模拟表演。

请问：

1. 你觉得李护士语言表达通俗、具体吗？
2. 如何表述才能让患者和家属完全理解？

语言是一种人类特有的交往工具，是人际沟通的重要载体，是人类文明的重要标志。随着护理工作的整体发展以及现代护理模式的要求，对护理人员的语言沟通能力要求越来越高。希波克拉底曾说过："医学有两件东西可以治病。一是语言，二是药物。"如何运用语言的魅力做好与患者、患者家属等对象的沟通，是当今护理工作者的必备技能。

第一节　语言沟通的基本知识

一、语言沟通的类型

扫码"学一学"

语言沟通是指以语词符号为载体，通过口头、书面等形式实现的沟通，主要包括口头语言沟通和书面语言沟通，随着现代科技的发展，又分类出了电子语言沟通等。同样的一件事，用不同的语言表达出来，效果不尽相同。作为护理工作者一定要能够清晰准确地运用语言向患者和患者家属表达意图，才能避免不必要的误解。语言沟通分为：口头语言沟通、书面语言沟通和电子语言沟通。

（一）口头语言沟通

口头语言沟通是通过口语表达和听觉来实现的，是人与人之间用来交流信息、沟通内心感受的重要途径之一。

1. 语体形式　按照口头语言在人际交往中的不同场合，口头语言沟通一般可分为以下三种形式。

（1）日常口语　这种语言诙谐风趣、通俗易懂，经常用于人们的日常会话，如家人聊天、朋友聚会等。

（2）正式口语　这种语言严谨规范、通俗准确，经常用于一般性的社交场合，如护患沟通、医患沟通等。

（3）文雅口语　这种语言用词凝练、文采丰富，经常用于较庄重的场合，表达方式类似书面用语，如会议、公众演讲等。

2. 表达形式　语言学家把口头语言沟通的表达形式分为："述""说""讲""谈"这四种不同类型。

（1）述　讲话、陈述、叙说。是训练其他几种口头语言能力的基础。表达者通过陈述把内心的想法清晰准确地表达出来。

（2）说　用话来表达意思，指一般的口头表达。可以是独白，也可以是简单的重复，可以有听众，也可以没有听众。

（3）讲　把事情和道理说出来，属于较正式的口头语言沟通的表达形式，有准备，有听众。

（4）谈　说、交谈、对话。是口头语言沟通中需要双方互动的一种最能体现沟通能力的表达形式。需要谈话双方不断地变换角色，可以是直接的面对面交谈，也可以是间接的借助一些工具或者通过一定的媒介来进行，可以在同一时空也可以在不同时空。

3. 优点

（1）信息传递范围广　口头语言沟通可以在一两人甚至成百上千人之间进行。

（2）信息传递速度快　口头语言沟通直接把信息传递出来，免去了书写、打字、印刷、邮寄、递交等环节，节省了时间，传递速度相对较快。

（3）信息传递效果好　口头语言大部分都是直接进行面对面的沟通，交流双方除了运用语言符号等沟通方式外，还可以通过声调、表情、手势、姿态等形象的非语言符号进行沟通，提高了信息交流和传递的效果。

（4）信息反馈速度快　交流双方可以通过口头语言沟通把信息当面传递给对方，并且信息接收者能够及时做出反馈。

（5）信息传递可重复　口头语言沟通是一种面对面直接进行的沟通方式，一方没有表达清楚或者对方没有理解的时候，可以即时重复，减少资源浪费。

4. 局限性

（1）信息容易被曲解　口头语言沟通信息传递快，通常都是一次性的，信息接收方有时候会因为误听、漏听而没有完整准确的接收信息。再加上沟通过程中语言传递的中间环节，就更容易造成信息的曲解、失真。

（2）信息保留时间短　口头语言沟通一般都是靠大脑记忆的，如果没有记录或者录音，其内容很难再现。一旦出现歧义，很难核查，口说无凭。

（3）信息容易受干扰　口头语言沟通容易受到空间和外界信息的干扰，由于语音传递有距离的限制，如果周围环境空间过大、人数过多、杂音过多过大又缺乏扩音设备，沟通就会遇到困难，受到阻碍。

（4）信息难准备详尽　口头语言沟通的过程中，由于交往主体的现场意识较强，难以做出详尽、周密、严谨的准备。一方根据另一方的信息反馈，时刻变换表达方式，调整发问和应答的内容，所以比较容易出现纰漏。

5. 影响因素

（1）沟通双方的态度　①双方共情的态度；②相互尊重的态度；③彼此真诚的态度；④相互信任的程度。

（2）口语沟通的技巧　①激发对方谈话；②讲话内容有条理；③不随意打断；④找共同感兴趣的话题；⑤不涉及他人禁忌；⑥不说人长短；⑦讨论而不争吵；⑧兼顾每个人的感受。

（3）个人因素　①生理因素；②心理因素；③智力因素；④社会因素。

（4）环境因素　主要指物理环境的影响，如：噪音、光线、地点等。

（5）理解因素　主要指对于同一情况，受个人观点、所处环境及事由影响会出现不同的理解。

（二）书面语言沟通

书面语言和口头语言不同，书面语言沟通是凭借文字、图片、符号的形式来传递交流信息传达思想的一种言语形式，是对有声语言符号的标注和记录，是沟通方式从"可听性"到"可视性"的转换，是在口头语言沟通的基础上产生的。它包括两种基本的行为方式：一种是通过写作传递信息，另一种是通过阅读接受信息。在日常的护理工作中，书面语言沟通在一定程度上弥补了口头语言沟通的不足之处。

1. 优点

（1）沟通范围广泛　书面语言沟通没有空间限制，能够扩大信息交流的领域和范围，具有广泛的时空性，可以在不同时间、地点最大范围内实现信息的交流与传递。

（2）沟通信息准确　在进行书面语言沟通时，信息发出者可以有充分的时间仔细推敲、深思熟虑组织语言，具有严谨性、逻辑性。有时候还会使用到一些表格、术语等都具有固定的格式，更加规范。因此与口头语言相比更具有准确性，能保证沟通顺利进行。

（3）沟通信息永久　书面语言所传递的信息可以被记录下来作为资料或者档案长期保存，让信息接收者进行反复阅读和研究。

2. 局限性

（1）缺少互动性　由于在进行书面语言沟通时，信息的发出者和接收者不一定是在同一时间同一地点进行的，因此不便于进行有效的即时反馈，不如口头语言沟通方便快捷。

（2）缺少灵活性　书面语言沟通具有严谨的逻辑性和规范性，一旦形成正式文件发布，不同的人在不同时间不同地点获得相同信息，如果出现缺点或者错误，很难及时修改。比口头语言沟通缺乏灵活性。

（3）缺少时效性　由于书面语言沟通的双方很可能相隔较远，而且准备一篇合格的文字材料也需要花费大量时间，因此信息的传递与反馈需要一定的时间，所以不适合紧急重要信息的传递，缺乏时效性。

3. 影响因素

（1）信息传递者　由于书面语言沟通是通过文字传播信息的，那么信息发出者的写作水平、应用文字内容的能力、巧妙组织字词句的能力，直接影响书面语言沟通的准确性以及是否能够有效沟通。

（2）信息传递媒介　书面语言沟通传播信息的媒介主要是通过纸张、宣传版面等文字载体。因此排版的条理性、正确性和印刷清晰度也会直接影响信息传播的质量和沟通的效果。

（3）信息接收者　信息接收者要学会掌握各种文章文体的规律和特点，要能够读懂并理解接收到的信息。所以信息接收者的阅读水平和理解能力也直接影响书面语言沟通的准确性和有效性。

（三）电子语言沟通

随着信息化网络的快速发展，应运而生了新的语言沟通形式——电子语言沟通，它是新型书面语言沟通和新型口头语言沟通的产物，并且在护患沟通中发挥了重要的作用，是无纸化办公典型表现。信息的传递双方可以通过电话、QQ、微信、E－Mail 等实现挂号、就诊、付费等操作，给护患双方带来了极大的方便和快捷，提高了医院的工作效率。

二、语言沟通的基本原则

在护患沟通中，语言沟通是护士为患者和家属解决问题的重要手段和最常用的方式，想要达到预期的效果，应注意以下原则。

（一）目的性原则

护患沟通需要具有明确的目的性，护患双方向对方提出问题，期待答复；或交代事情，说明原因，使对方明白理解；或打听病情、治疗方案等消息；这些都是为了解决健康问题，以促进治疗和康复，减轻痛苦或预防疾病为目的。这些不同的目的都是通过具体的语言表达实现的，要做到有的放矢、目标明确，才能有效沟通。

（二）规范性原则

无论是与患者进行口头语言沟通还是书面语言沟通，护理人员在交谈中都应该注意语言的规范性、科学性、准确性。不歪曲事实，有科学依据，通俗易懂且用词精确符合语法。

（三）得体性原则

护患沟通的言语是在特定的环境中开展的，因此要注意语言的情景、交流讲究艺术，表达意见要委婉，幽默要适度，避免使用患者和家属忌讳的语言。以此拉近护理工作者与患者以及患者家属的心理距离，同时帮助化解护患矛盾。作为护理工作者更应该注意自身的语言修养。

（四）保密性原则

护理工作者在工作中和沟通中应该做到以下几点。

1. 保护患者的隐私，不随意泄露已知的隐私，更不能打听与治疗无关的患者及患者家属的隐私。

2. 保守医疗秘密，不随意透露治疗方案、化验结果、诊断结果。保护医院工作人员隐私，不随意谈论医院工作人员及其家人的生活和隐私。

（五）严肃性原则

护理工作者在工作中语言表达要有一定的严肃性，这样才能体现出"工作式"的沟通而非"随意性"闲聊。特别要注意的是，护理工作人员工作期间不要与患者及家属或者其他医务工作者漫无目的的长时间闲聊。

第二节　护患沟通的主要形式——交谈

护理工作中交谈是最常用的言语沟通形式，贯穿于护理工作的全过程，是护理工作者为患者解决健康问题的重要手段。双方可以通过交谈采集病史、收集资料、核对信息、心理帮扶、征求意见、宣传健康知识等。

一、交谈的基本含义和类型

（一）交谈的基本含义

交谈是语言沟通的一种主要形式，以口头语言为载体对信息进行传递，可以是口头语言、电子语言等。交谈这种沟通形式快捷、灵活、简便、轻松，能够使双方在轻松愉悦的心情中获取信息、解决问题、达成目标、增进感情。护士向患者及患者家属询问病史、症状、征求意见，工作人员相互之间进行思想、工作内容交流等都可以通过交谈达成理解与合作。

（二）交谈的基本类型

1. 依据参与交谈的人数分类

（1）个别交谈　在一定环境中仅限两人之间进行的信息交流。是日常生活中最常用的交谈形式，形式多样，内容广泛。

（2）小组交谈　是指三个人或者更多人的交谈，最多不超过 20 人，以小组为单位进行。有意形成的小组主题明确，目的性强。提前做好时间、地点等安排。无意形成的小组，主题不鲜明，目的性欠缺，没有前期准备，随机性强。

2. 依据交谈的主题和内容分类

（1）一般性交谈　这种交谈形式可以依据一定的目的也可以没有目的，随机交流，没有特定的时间限制。更偏重客观信息，较少关注个人情感。如：病史采集，一般性的问候祝愿等。

（2）治疗型交谈　具有明确的目的性，有较强的技巧性。以患者的身心健康为交流内容，旨在医护人员帮助患者认清自身病情，克服心理障碍，共同探讨更为适合的治疗方案，以达到解除病痛、预防疾病、促进健康的目的。

3. 依据交谈的场所和接触情况分类

（1）面对面交谈　最直接的交谈方式，交谈双方处于同一空间，借助言语、表情、手势提出自己的观点和意见，表达、接收、反馈信息更准确也更及时。

（2）非面对面交谈　交谈双方处于不同空间，通过网络、书信、电话等媒介进行交流，不受时间、地点的限制，双方沟通更放松、更自由，可以避免尴尬的局面，但是信息交流不够准确和及时。

4. 依据交谈的目的分类

（1）发现问题式交谈　这种交谈类型目的在于发现问题，更偏重于收集资料，谈论的主题集中在如何找到问题，为解决问题确立目标。

（2）解决问题式交谈　这种交谈类型目的在于针对发现的问题，讨论解决问题的方法和策略。

5. 依据交谈的目的性分类

（1）开放式交谈　不具有目的性，内容范围宽泛，信息发出者仅提供主题引导交谈，信息反馈者回答的内容开放、广泛、自主。

（2）封闭式交谈　具有明显的目的性，信息发出者处于主动地位，给出答案的选择项，问题反馈者处于被动地位，有选择地进行回答。

二、护理治疗性交谈的过程

一次较为正式、较为完整的护理治疗性交谈，其过程可以分为四个不同阶段。

（一）准备阶段

为了使交谈有一个好的效果，护理工作者要在心理、生理、环境等多方面做好准备。

1. 明确交谈的目的　预先罗列出准备提出的问题，预测可能出现的问题，考虑对策。明确为什么要交谈，把话题尽量集中，达到交谈的目的。

2. 选择交谈的时间和地点　根据交谈内容选择合适的时间、地点和环境，可以避免打扰，防止交谈时注意力分散，同时还保护隐私。

3. 了解患者的信息和要求　充分了解患者的全方位信息，有助于增强护理工作者交谈过程中的自信心。根据患者的特点，提前了解患者在交谈中有什么要求，比如躺着还是坐着，是否需要喝水等，以保证交谈顺利进行。

4. 正确运用沟通的技巧　掌握并能够灵活运用沟通技巧，使交谈更有把握，让沟通变得更有效。

（二）开始阶段

护患双方在开始交流的时候应该注意积极营造相互支持、理解、信任的气氛，这样有利于情感的自然表达，帮助患者减轻焦虑。

1. 使用礼貌用语，主动问候和寒暄，向对方介绍自己。

2. 讲清楚交谈的目的和大概所需要的时间。

3. 告知患者及家属在交谈时如果有疑问要随时提问并且澄清问题。

4. 注意非语言的运用，选择合适的距离目光，对方讲话时候要适当地点头或做一些手势给予回应，让对方知道自己在认真听。

5. 可以从一般性的问题开始提问，慢慢进入正题，循序渐进，免得让人感觉突兀。

6. 如果交谈偏离主题，可以礼貌性地插话或者打断别人，及时引导带回正题。

总之，交谈开始时一定要运用好首因效应的作用。

（三）展开阶段

这个阶段的交谈主要涉及环境、疾病、健康、治疗、护理等实质性内容，医护人员要从提出问题、询问情况、进行解释、澄清问题等方面运用沟通技巧，确保交谈有效顺畅地进行。这个阶段要注意以下几点。

1. 倾听要耐心　医院对于患者来说是新的陌生的环境，患者希望被理解和接受，所以要尽量耐心听患者把每句话说完，不随意打断和抢话，确保患者表达出自己内心的真实感受。

2. 不随意保证　交谈中，护理工作者不要为了安慰和鼓励患者，轻易做出不切实际的、虚假的承诺、保证，这会让患者感到护士缺乏专业性，从而对治疗失去信心，影响健康。

3. 谈话要适时　交谈中，护理工作者要调整好自己的情感反应，不能一味滔滔不绝，不给患者说话的机会，也不能面无表情，不顾及患者的情绪，更不能轻易下结论匆忙解释。

（四）结束阶段

本阶段要着手为终止交谈做必要的安排。提醒对方交谈时间已经接近尾声，抓紧讨论剩下的问题；对交谈内容、效果做出简单的总结和评价；如有需要，约定下次交谈的时间、地点、目标和内容。

护理治疗性交谈要在交谈结束后立刻补充完成交谈记录。如果需要在交谈过程中记录，一定要做好解释工作并且征得患者及其家属的同意并做好对隐私的保密工作。

第三节　护患语言沟通中的基本技巧

扫码"学一学"

在护患关系中，语言沟通作为一种重要手段，直接影响交谈的结果。因此，护理工作者除了具备扎实的专业技术外，还应该掌握在不同场合面对不同对象进行有效沟通的技巧。

一、倾听技巧

（一）倾听的含义

倾听是一门艺术，也是一种修养。是指在语言沟通中聚精会神的感受和接收对方传递的所有信息（包括语言信息和非语言信息），从而理解对方的思想，获得事实依据。倾听时会对所接收的信息进行选择。

（二）倾听的注意事项

倾听过程中除了注重有声语言外，还要注意观察非语言（如手势、表情等）动作传递的信息。

1. 提前估计倾听需要的时间，做好足够的心理准备。

2. 善于排除偶然因素和突发意外。

3. 不随意打断对方，不出现消极的行为。

4. 不急于对诉说的内容做判断和下结论，尽可能全面完整地理解对方的真实本意。

5. 注意观察对方的微表情和体态语言等非言语信息。

6. 善于通过表面意思分析言外之意。

（三）倾听的技巧

1. 明确目的　倾听时要分清主次，有选择性的进行，对针对问题的回答着重关注。

2. 创造环境　平等、安静（控制干扰）、积极的环境，更能够保证谈话的顺利进行。

3. 注意目光　交谈双方的目光处于同一水平线，不可一直盯着对方看，这样会让双方既感受到真诚又不会有压迫感。

4. 姿态投入　面部表情自然，身体正面朝向对方，稍向前倾，适当时机可以握着患者的手，会让对方感觉到被重视和温暖。

5. 反馈及时　交谈的重要信息要根据患者需要，清晰、具体、及时反馈给患者或患者家属，确保沟通双方接受和理解，增强彼此的信任和尊重。

6. 判断慎重　少打断或者不打断，让对方把话充分说完，这样可以更完整更全面的了解信息。

7. 耐心倾听　用"心"听，用"情"听，善解言外之意，利用非语言符号传递信息，进一步了解对方的真实想法。

8. 综合信息　用最短时间回顾患者话语里的关键词并接纳对方做出总结，删除不必要的细节，有利于沟通进一步开展。

（四）倾听的影响因素

1. 客观因素　嘈杂声的大小和距离的远近会干扰信息传递的氛围，影响倾听的效果。

2. 主观因素　生理因素中身体的不适会影响倾听者的注意力，个人倾听的不充分，没耐心，缺乏同情心也会影响倾听的效果。

二、提问技巧

（一）提问的含义

提问是收集、核对信息的重要方式，与倾听相辅相成，保证交谈能够不偏离主题持续进行。是护患沟通中帮助护士更多的获得准确资料的方法之一。

（二）提问的原则

1. 适时性原则　交谈中，提问要选择合适的时机，从同情心的角度去发问，了解患者的真情实感，说出患者的内心感受，让患者感受到被理解被同情，拉近彼此心理距离，从而更好地产生共鸣。

2. 适量性原则　提问时不要一次性把问题都抛出来，要根据实际情况，一次提问一个问题，第一个问题解决后，再提出下一个问题。否则患者会感觉不知所措，心理产生焦虑和压力。

3. 适度性原则　问题要根据对方的性别、年龄、文化程度、性格去设定，不能千篇一律。过难或者过易都不容易让对方把握回答的分寸，而且问题的顺序应该是从易到难，这样患者更容易在回答过程中获得自信。同时注意避免隐私和禁忌的话题，如果有涉及的必要，应避免在公共场所提问并且提前获取患者的信任和同意。

（三）提问的类型

1. 封闭式　将对方应该回答的答案限制在特定的范围内进行提问，答案的可选择性比较少，比如"对"或者"不对"。这种提问的优点在于对方能坦率直接回答出有价值的信息，节省时间。比如："您吃早饭了吗？"

2. 开放式　对方回答时候不受限制，思路开阔，范围较广，可以充分说出自己的意见、观点、感受、想法。比如："您早上吃的什么？"

3. 启发式　针对对方回答的问题较模糊的地方，说不清的细节，通过问题启发，使之思路清晰。有助于加强信息的准确性。比如："您早饭后多久感觉胃疼的？您胃疼的具体感受是什么样？"

4. 追问式　患者回答不全面或者不准确的时候，要从正面多问几个问题，得到更全面准确的答案。比如："您胃疼是一直疼还是断断续续的疼？除了胃疼，还有什么其他不舒服的感觉吗？"

（四）提问的技巧

1. 小事入手　在交谈过程中，患者经常会存在紧张的情绪，因此在治疗性交谈开始时，护士可以从拉家常、聊天气这种小问题开始，逐渐深入。

2. 把握重点　提问过程中一定要注意问题与问题之间的逻辑性，患者难以作答的问题一定要避免，提出的问题务必是重点突出，能引导患者理清思路准确回答的。

3. 循序渐进 问题的提出要从易到难，由小到大，有渐进性，设计问题前就要全面了解患者，从不同层次，从感性到理性，从现象到本质，从既往病史到家族病史等逐层深入，激发患者积极思考、想象的兴趣，增强患者回答问题的信息。

4. 用词恰当 提出的问题，措辞要谨慎，尽量避免误解和歧义。

5. 注重方法 交谈过程中，一定要讲究方式和方法，避免引起患者的反感，造成护患关系恶化。

（五）提问的注意事项

1. 选择适合时机 不过早提问，不打断对方，否则会让对方感到不被尊重。如果必须打断，一定要提前说抱歉并且征得对方同意。

2. 提出恰当问题 提问时尽量避免过多使用专业术语，必须使用时，要把专业术语提前解释清楚，让对方理解。问题要分层次围绕谈话内容进行。

3. 遵循提问原则 提问过程中要以患者为中心，围绕交谈目的进行，让患者感受到温暖。

4. 避免诱导对方 提问过后，耐心等待患者慢慢回答，不要频繁地引导，强迫患者接受暗示，这样不利于获得真实资料。比如："你是不是感觉有点头晕？"

三、共情技巧

（一）共情的含义

也叫同理心，是指站在对方立场上，设身处地地为对方着想，并通过认真地倾听和提问，确切理解对方的感受，并对对方的感情做出恰当的反应。是心理咨询的重要常用技术之一。容易使交谈双方产生共鸣，增加彼此的信任感、温暖感、亲切感。

（二）共情的技巧

1. 思想同步 暂时忘掉自我，从对方的立场、主张、情感、思想出发考虑问题，找到彼此的共同点。

2. 感情同步 在情感上保持与对方同步，双方更容易接受、理解彼此，从而达成默契，情感、行动同步，建立和谐的人际关系。

3. 言语同步 交谈双方在表达对彼此的认可、理解、接纳时，通过语言外化表现出来，护患双方的共情也是从接诊语言开始的，在护患沟通中，护士要注重语言的同步性，帮助患者以积极的态度克服病痛。

知识链接

共情与同情的关系

	共情	同情
立场差异	设身处地站在对方立场，是平等的关系	站在自己立场，与弱者相连，是一种怜悯，不平等
认知差异	表面情感和内心情感，潜在愿望	表面情感的认知
联系	同情是一种情感，表面共鸣，共情是一种能力，注重内心感受，不但有同情，还有理解、认同和内心共鸣	

四、安慰技巧

（一）安慰的含义

交往双方在彼此内心需要安抚、抚慰、劝慰，使对方精神得到满足和补偿、内心感到舒适和宽慰。目的是满足心理慰藉和需要以及增加自信心。

（二）安慰的类型

1. 现身安慰　也叫现身说法，以自己的亲身体验和感受去安慰对方，更有说服力并且拉近双方的心理距离。

2. 寻找参照　寻找比患者更不幸的参照，可以让患者心里感到平衡，消除自卑感和失落感。

3. 分散注意力　帮助患者分散注意力，减少对痛苦的关注和压抑，摆脱消极情绪，调整心态。

（三）安慰的技巧

1. 聆听对方倾诉　当患者需要安慰时，护士运用聆听、共情等技巧，选择合适的时间、地点真诚的接受对方倾诉，通过简短的言语和非言语动作安慰对方，让患者内心得到充分的表达。

2. 接纳对方情感　护士应该克服障碍，最大限度的体会、理解、认同并接纳患者的情感，从解决内心的情感问题入手，从而达到解决实际问题的目的。

3. 探索对方经历　由于不同的患者受到的教育背景、所处的家庭背景、成长的生活经历不同，面对的苦恼也不尽相同，护士在安慰患者时，要先了解清楚患者的人生经历，有助于更好的走进患者内心进行有效安慰。

4. 运用积极语言　安慰过程中，多运用积极的语言，更容易使患者获得希望、看到希望、增强自信。

五、鼓励技巧

（一）鼓励的含义

鼓励，指激发、勉励、振作精神。从古至今人们都把由衷的鼓励看作是人类心灵的甘泉。在护理工作中，根据患者心理在合适的场合和时间对情绪低落、消极悲观的患者给予鼓励，能帮助他们树立信心，积极配合治疗。

（二）鼓励的类型

1. 及时鼓励　在护理工作中，不仅要对患者进行及时有效的鼓励，还要对患者的家属给予及时的鼓励，家属往往是患者的心理支持者。及时有效的鼓励有利于迅速建立有效的沟通机制，支持并帮助患者早日康复。

2. 目标鼓励　帮助患者树立短期、中期、长期的目标，他们在不断实现目标中使期望得到满足，振奋精神与病魔抗争，战胜自我。

3. 适时鼓励　鼓励的时候要选准时机，不要等到事情过去很久了或者场合不合适的时候进行鼓励，这样反而失去了鼓励应有的效果。

（三）鼓励的技巧

1. 及时肯定他人　面对不同背景、文化、性格、年龄、性别的患者，护理工作者应该善于发现并肯定他们，哪怕是极其微小不值一提的事情，得到鼓励与肯定都能够让患者精神愉悦、增加自身的价值感。

2. 运用多变语言 鼓励应该适度、精确到具体的点，不能泛泛而谈，单纯地说"你真棒"，这会让人感到迷茫和虚伪。运用不同的语言进行鼓励，即使需要否定时，也要先肯定再否定，使对方在变化中得到鼓励。

3. 避免相互比较 避免与别人比较，因为每个人各有优劣，盲目的拿患者与其他人比较，会使患者内心雪上加霜，失去自信。如果需要比较，让患者多与自身比较，帮助患者发现自己的进步，增强信心。

六、说服技巧

（一）说服的含义

说服，是指好好地向对方说理，使之接受，试图使对方的态度、行为朝特定方向改变的一种影响意图的沟通。它可以让人改变初衷，心甘情愿的接受对方观点，是人际沟通的重要组成部分，也是协调人际关系达到良好沟通的重要方法。说服者的身份越权威、专业水平越高、说服力越强、与被说服者相似性越高说服效果越好。

（二）说服的作用

1. 改变观点 说服是治疗性沟通中的重要组成部分，患者的恐惧、焦虑、抗拒心理，护理工作者都可以通过运用相关的医学知识，从积极主动的方面去启发鼓励患者，让他们接受建议，改变认知、观念和行为，达到提高自信、早日康复的目的。

2. 建立信任 想要说服对方，就要先取得对方的信任，这样对方才能感觉到友好的动机，才会愿意改变自己。所以护理工作者首先要了解患者的观点或行为存在的原因，表明自己的观点是站在对方的角度考虑的，这样说服才会有效。

（三）说服的技巧

1. 了解对方，从患者利益出发 多方面了解患者的家庭情况，民族禁忌、生活习惯，从患者利益出发，为患者着想，有的放矢地进行说服。

2. 诚恳耐心，让患者理解自己 不轻言放弃，从不同突破口多次说服，让患者理解护士的良苦用心。

3. 变化方式，考虑患者自尊心 患者有小错误，不当众直接指出，找机会让他自己认识到不足之处并加以改正。

4. 阐释准确，避免患者心理负担 对于敏感话题，要领悟患者的真情实感，先用通俗的语言提出自己的理解和提议，让患者感觉到对自己有益。避免不成熟的建议增加患者心理负担或导致医疗纠纷。

七、其他沟通技巧

（一）幽默与沉默

在交谈中适当地运用幽默的语言可以使沟通氛围轻松融洽，起到协调关系、增进友谊、彰显修养的作用。有时候保持沉默也可以达到接受、关注、同情、否认、拒绝的作用，也可以帮助双方整理思路，摆脱尴尬的窘境。

（二）赞美与批评

真诚地赞美和巧妙的批评也是良好的沟通关系中不可缺少的方法，在运用过程中要注意因人、因时、因地而异，做到诚恳详实，把握好双方的情绪。

（三）语气与节奏

语气是指说话的口气，正确把握好交谈的语气和节奏，做到礼貌诚恳、委婉得体、轻松愉悦、快慢适中、声调和谐、抑扬顿挫，不仅能显示自身修养，也有利于建立良好的护患关系。

（四）告知与核实

在患者入院、住院中和出院时，进行告知和核实情况时也应该注意重述和澄清，保持公正立场、不添加主观色彩，同时也体现了护理工作者客观公正、认真负责的精神。

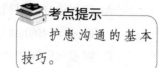
考点提示
　护患沟通的基本技巧。

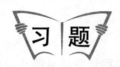
本章小结

在护理工作中，语言沟通是最常用最重要的交流形式和沟通方式，语言沟通包括口头语言沟通和书面语言沟通，护患沟通的主要形式是交谈，常用的语言沟通技巧有倾听、提问、共情、安慰、鼓励、说服等。本章应掌握语言沟通的基本知识、形式和技巧，真正学会在不同场合，面对不同对象都能够遵循语言沟通的原则，游刃有余的进行高效的沟通，从而了解患者的病情，增进护患沟通。

习题

一、选择题

【A1/A2 型题】

1. 口头语言沟通的局限性不包括
   - A. 信息容易被曲解
   - B. 信息保留时间短
   - C. 信息容易受干扰
   - D. 信息难准备详尽
   - E. 信息保留时间长

2. 书面语言沟通的局限性
   - A. 缺少互动性
   - B. 具有灵活性
   - C. 受空间限制
   - D. 容易受干扰
   - E. 具有时效性

3. 交谈的类型不包括
   - A. 治疗性交谈
   - B. 面对面交谈
   - C. 发现问题式交谈
   - D. 封闭式交谈
   - E. 空间交谈

4. 护患语言沟通中的基本技巧不包括
   - A. 倾听　　B. 共情　　C. 反问　　D. 鼓励　　E. 安慰

5. 倾听的技巧不包括
   - A. 耐心倾听　　B. 明确目的　　C. 创造环境　　D. 不乱抖动　　E. 注意共情

6. 哪个不属于提问的类型

    A. 封闭式   B. 开放式   C. 启发式   D. 追问式   E. 访谈式

7. 提问的技巧不包括

    A. 全面把握   B. 循序渐进   C. 小事入手   D. 注重方法   E. 用词恰当

8. 提问的注意事项不包括

    A. 选择适合的时机   B. 提出恰当的问题

    C. 遵循提问的原则   D. 避免诱导对方

    E. 刨根问底问清楚

9. 共情的技巧

    A. 步调同步   B. 内容同步   C. 语言同步   D. 目光同步   E. 服装同步

10. 安慰的类型

    A. 口头安慰   B. 寻找参照

    C. 集中注意力   D. 接纳对方感情

    E. 寻求帮助

11. 护士小李说的哪句话运用到了共情的技术？

    A. 您好，需要我帮助吗？   B. 注意多喝温水

    C. 生病了，确实不舒服   D. 您好，该吃药了

    E. 请您注意饮食要清淡

二、思考题

护士小王平时与患者沟通过程中很注意认真听患者倾诉。一次在与患者李某进行术后交谈中，李某说："王护士，只要是你负责的患者，我们都觉得你特别和蔼可亲，而且大家都相信你。"王护士说："谢谢您，你这么说我很高兴，我知道大家都是发自内心喜欢我的。我们每位护士对患者都很好呀。可能你们和我接触得比较多而已吧。"李某说："不是的，我们不管说什么，你都会微笑地看着我们，但是其他护士就不是这样。"

1. 这个案例中，小王护士善于运用语言沟通中的哪种技巧？

2. 运用好这些技巧要注意哪些原则，有什么好的效果？

（张　翌）

扫码"练一练"

第十章　护理工作中的非语言沟通

学习目标

1. **掌握**　目光、微笑技巧，人际距离的把握和体触的注意事项。
2. **熟悉**　非语言沟通在护理工作中的作用，护士非语言沟通的基本要求。
3. **了解**　非语言沟通的含义、特点和作用。
4. 能在护理工作中应用非语言沟通技巧进行交流。
5. 能通过仪表、姿态等非语言沟通形式塑造良好的护士形象，体现对患者的人文关怀。

故事点睛

　　旁白：某医院急诊科重症监护室内，有多位重症患者每隔一段时间就需要吸痰，清理呼吸道。夜班护士小王头发蓬松、打着哈欠、不耐烦地来到一位患者身边，吸痰时动作粗暴，令患者痛苦不堪。而护士小郑则穿戴整齐、精神饱满，一有患者呼叫就第一时间赶过去，表情温和、目光关切，告诉患者忍耐一下，取得患者的配合，操作结束后随手掖好被子，叮嘱其好好休息。

　　人物：由几名学生分别扮演故事中的人物，进行表演。

　　问题：

　　1. 两位护士的举止是否符合护士非语言沟通技巧的基本要求？

　　2. 如有不符合之处，请指出并说明原因和正确的做法。

　　3. 护士应如何规范自己的行为，树立良好的职业形象？

　　非语言沟通是相对于语言沟通而言的，是人际沟通的重要方式之一。在沟通中信息的内容部分往往通过语言来表达，而非语言则作为提供解释内容的框架，来传递信息的相关内涵。因此，护理人员正确运用非语言沟通技巧，对于协调护患关系、提高护理质量，都有着积极的影响。

第一节　非语言沟通的基本知识

一、非语言沟通的含义与特点

（一）非语言沟通的含义

　　非语言沟通是指借助非语词符号，如仪表服饰、身体动作、语气语调、空间距离等方式作为载体所进行的信息传递。据统计，在人类的日常沟通活动中，语言沟通占三分之一，而非语言沟通占三分之二。非语言有着语言不可替代的功用，它可以支持、修饰、加强或

扫码"学一学"

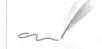

否定语言行为，表达语言所难以表达的内容，它能使沟通信息的含义更加明确。

美国语言学家艾伯特·梅瑞宾提出了一个著名的沟通公式：沟通的总效果＝7%的语言＋38%的声音＋55%的表情。在这里，声音和表情都是非语言沟通的形式。从这个公式不难看出，人与人之间的沟通只有7%是通过语言实现的，高达93%的沟通都不是用嘴说出去，而是通过声音和表情表达出来的。所以，人们不只是单纯从听到的话里判断是非，更能从对方肢体语言、眼神、表情、语气和语调里分析出其他意思来。

（二）非语言沟通的特点

1. 广泛性　人类无论来自哪个国家、民族、地区，无论年龄、性别，都有着基本相同的生理心理结构和社会活动，人们通过相似的肢体语言来表达喜怒哀乐的情感。因此，非语言沟通的运用极为广泛。即使双方语言不通，但仍然可以通过非语言信息来了解对方的想法和感觉，从而实现有效的沟通。

2. 持续性　在日常交流中，语言的沟通是间断的，而非语言沟通却是一个持续的过程，人们自始至终都有意识或下意识地通过动作、表情等方式传递着信息。从沟通开始，双方的仪表、举止就传递出相关的信息，双方的距离、表情、身体动作都显示出各种特定的意义。

3. 真实性　人的非语言行为更多是一种对外界刺激的无意识的直接反应；而在语言沟通中，人们可以控制词语的选择。正如弗洛伊德所说，没有人可以隐藏秘密，尽管他的嘴唇不说话，但他的手指，他浑身的每一个毛孔都渗透出对他的背叛。因此，非语言沟通往往比语言沟通更能够表露其真实含义。心理学家研究表明，当语言信号与非语言信号所代表的意义不一样时，人们相信的是非语言所代表的意义。

4. 模糊性　语言具有明确规范性，遣词造句都要受到严格的规则制约，以表达具体的思想。而各种非言语行为所表达的含义范围比较宽泛，含义微妙，人们在理解时常有歧义。非语言沟通行为一般难以确切地表达复杂、具体的思想，有时只能在语言的主导之下，表达明确的信息。

5. 民族性　与语言沟通一样，非语言沟通也展开于特定的文化背景和语言环境中。相同的非语言符号在不同的社会环境中、文化背景下，会有不同的意义。如在中国，手心朝下打手势，是叫人过来的意思；在欧美，则恰好相反，是再见的意思。再如示指和拇指围成一个圆圈、其他三只伸开的 OK 的符号，在美国，表示"同意、顺利、很好"的意思，在法国则表示"零"或"毫无价值"，在日本表示"钱"，在葡萄牙则是侮辱人的手势，表示"粗俗、下流"。这说明非语言沟通有很强的民族性和地域性。

6. 情境性　在相同的文化背景下，相同的非语言符号，在不同的情境下，也有不同的意义。在不同的情境中，相同的非语言符号会传递不同甚至完全相反的含义。如在不同的情景下，流泪可以表达悲痛、委屈等情感，也可以表达幸福、兴奋、激动等情绪。如果与一定的情境分离，就很难说明非语言符号的意义。

知识链接

距离的习惯

阿拉伯人按照自己的民族习惯认为站得近些表示友好。英国人按照英国的习惯会往后退，因为他认为保持适当的距离才合适。一个阿拉伯商人同一个英国商人谈话，阿拉伯人按照自己的民族习惯认为站得近些表示友好，英国人按照英国的习惯会往后退，因为他认为保持适当的距离才合适。就这样，阿拉伯人不断往前挪，英国人不断往后退。到谈话结束时，两个人离原来站的地方已经相当远！

不同的民族或种族的人在谈话时，对双方保持多大距离才合适有不同的看法。因此，了解并尊重对方的民族习惯是成功交流的关键。

二、非语言沟通的作用

1. 传情达意　非语言沟通的一个重要功能是表达沟通者的情感，在许多场合起到强化有声语言的作用，甚至在特定情况下可替代有声语言，发挥信息载体的作用。现实社会生活中许许多多只可意会不能言传的内容，只能以富有表现力的肢体语言表现。例如，点头表示是，摇头表示否；怒目圆睁意味着憎恨，笑逐颜开代表愉快；耸耸肩表示无可奈何，摊摊手表示没有办法。护士发自内心的微笑、专注关切的目光都体现了对患者的关心与爱护。

2. 验证信息　人们在运用语言行为进行沟通时，往往自觉、不自觉地使用非语言行为对语言信息进行辅助、强调或修饰，从而使自己的意图表达得更充分和完善。因此，作为信息接受者，可以从信息发出者的非语言行为中体察出大量的重要信息，对其语言进行验证。例如，某些被隐瞒病情的肿瘤患者，会通过捕捉医护和家属的言谈举止所透漏的蛛丝马迹，来了解真实病情；护士则需要观察患者的肢体语言去准确地了解其病情、情绪状态等，以便更好地实施护理工作。

3. 调节互动　是指非语言沟通具有调控双方的语言交流状态的作用。交谈中，双方注视、点头、摇头、皱眉、靠近、远离等，均传递着一定的信息，以利于双方的行为互动。如健康宣教时，如患者频频点头，则表示其理解、认同护士的讲解，可继续进行下去；如患者皱眉，则可能表示其有疑问，需要及时进行解释，以保证沟通的有效性。

4. 塑造形象　服饰、仪容、姿态、风度是一个人文化素养、审美情趣、社会地位、经济状况和精神面貌的外在表现。端庄的仪容、得体的着装、良好的举止都能塑造自身的良好形象，有助于体现护士职业开朗稳重、诚恳热情、文明无私的良好专业气质，以赢得患者的尊重和信赖。

扫码"学一学"

第二节 非语言沟通的主要形式

一、面部表情

面部表情是人体通过面部肌肉的变化来表达各种情绪状态。法国作家罗曼·罗兰曾经说过："面部表情是多少世纪培养成功的语言，是比嘴里讲的更复杂到千百倍的语言。"面部表情对人们的语言起着重要的解释、澄清、纠正和强化的作用。

（一）面部表情的构成

人体可以通过面部几十块肌肉表现上百种表情。面部任何一种面部表情都是由面部肌肉整体功能所致，但不同的面部肌肉又具有表达不同情感的特殊功能。如表现愉悦的关键部位是嘴、眼睛和脸颊；表现厌恶的是鼻、颊、嘴；表现恐惧的是眼睛和眼睑；表现哀伤的是眉毛和额头、眼睛和嘴。通常人们目光与面部表情相互一致，均与其内在情绪相对应；但在特殊情况下，个体的目光与面部表情会出现分离。此时表达个体真实心态更为有效的线索往往是目光而非表情。

（二）目光

意大利文艺复兴时期画家达·芬奇说，"眼睛是心灵的窗户"。目光，可以折射出一个人的精神世界，表达一个人的思想感情，甚至有时候用语言难以表达的微妙感情，都可以用眼睛表达出来。目光接触通常是希望交流的信号。研究表明，只有在相互注视到对方的眼睛时，彼此的沟通才能建立。目光可以表达和传递感情，也可以显示自身的心理活动，还能影响他人的行为，是传递信息十分有效的途径和方式。沟通中的目光接触非常重要，不同的目光，反映着不同的心理，产生着不同的心理效果。

1. 目光的作用

（1）表达调控 一般而言，目光可以准确、真实地表达人们内心极其微妙和细致的情感。沟通双方还可根据对方的目光判断其对谈话主题和内容是否感兴趣、对自己的观点和看法是否赞同，并适当进行调控。如沟通双方深切注视的目光表示崇敬之意；怒目圆睁的目光表示仇恨之切；而回避闪烁的目光则多表示胆怯之心等。与人交谈如始终保持目光接触，表示对对方很尊敬、对话题感兴趣；左顾右盼，不注视对方，表示藐视、不感兴趣或心不在焉。在护患交谈中，如果护士发现患者东张西望、目光游离不定，应及时调整谈话的内容或方式。

（2）显示关系 目光不仅能显示人际关系的亲疏程度，还可以显示人际间支配与被支配的地位。一般情况下，亲朋好友之间习惯用目光交流会意，而陌生人之间目光接触时间相对短暂；地位高者注视地位低者的时间相对长于地位低者注视地位高者的时间。

2. 护士目光交流技巧 目光接触最主要的形式为注视，而注视角度、部位和时间的不同，都会传递出不同的信息。

（1）注视角度 仰视对方，是尊敬和信任之意；俯视对方，是有意保持自己的尊严；面无悦色的斜视，带有鄙夷意味；微笑着平视对方，则显示对交谈对象的尊重和沟通双方的平等。因此，护士注视患者时，最好是目光平视，以体现护患之间的平等关系。在沟通过程中，护士可根据患者所处的位置和高度，灵活调整自己与患者的目光，以保持双方目光平视。如与卧床患者交谈时，可身体适当前倾，以降低身高；如需长时间交谈可采取坐姿。如与患儿交谈时，护士可采取蹲姿或坐姿。

（2）注视部位　注视他人的部位不同，不仅说明自己的态度不同，也说明双方关系有所不同。场合不同，注视的部位也不同。一般分为公务凝视、社交凝视和亲密凝视。

表 10 – 1　目光注视的部位

	目光投射位置	适用范围
公务凝视	注视的位置在对方双眼或双眼与额头之间的三角区域	表示严肃认真、事关重大、公事公办，适用于洽谈、磋商、谈判等严肃场合
社交凝视	注视的位置在对方唇心到双眼之间的三角区域	可营造温馨、融洽的氛围，是各种社交场合使用的注视方式，也适合于医务人员和患者之间的目光交流
亲密凝视	注视的位置在对方双眼到胸之间，或双眼到腿部之间	表达亲密友善，适用于恋人之间、亲人之间使用的注视方式

护患沟通时，护士注视患者的部位宜采用社交凝视区域，即以双眼为上线、唇心为下顶角所形成的倒三角区内，使患者产生一种恰当、有礼貌的感觉。如注视范围过大或不正眼对视患者，会使患者感到不被重视；如注视范围过小或仅盯住患者的眼睛，则会使患者感到紧张。

（3）注视时间　护患沟通过程中，护士与患者目光接触的时间应占全部谈话时间的30% ~ 60%。长时间目不转睛地注视对方是一种失礼的表现，每次与异性患者目光对视时间应不超过 10 秒。

（4）注视方法　随着话题、内容的变换，目光应做出及时恰当的反映，或喜，或惊，用目光会意，使整个交谈融洽和有趣。交谈结束时，目光抬起，表示结束。道别时，目光表现出惜别。目光可以委婉、含蓄、丰富地表达复杂的思想和愿望。护士应学会运用目光表达情感，如目光中蕴含着同情、鼓励、安慰、关心等。

考点提示
　护士运用目光的技巧。

（三）微笑

微笑被称为世界通用语，在所有的文化里，都是心理健康、精神愉快的标志。在人际交往中，微笑是一种最常用、最有吸引力、最容易为对方所接受的面部表情，是人内心世界的反映，是礼貌的象征。

知识链接

世界微笑日

世界微笑日为每年的 5 月 8 日，是由世界精神卫生组织确立的唯一一个庆祝人类行为表情的节日。1948 年，国际红十字会规定将国际红十字会创始人亨利·杜南的生日 5 月 8 日定为"世界微笑日"，希望通过微笑促进人类身心健康，同时在人与人之间传递愉悦与友善，增进社会和谐。

世界微笑日，人们嘴角上翘，用微笑对抗地心引力带来的面容衰老，也用微笑释放善意，与世界和睦相处。这一天变得特别温馨，在别人的微笑中，也会看到世界对自己微笑起来。而当微笑成为每个人的习惯，我们就在不知不觉中，改变了自己，也改变了世界。

1. 微笑的作用

（1）表达情感　在护理工作中，护士的微笑能使患者感受到友善与关心，能帮助患者重新树立战胜疾病的信心。

（2）沟通关系　护士的微笑可以迅速缩短护患之间的心理距离，缓解患者的紧张、疑虑和不安心理，也能赢得患者的信任和支持。护士发自内心的微笑可以化解护患之间的矛盾，改善护患关系。

（3）优化形象　微笑有助于美化护士的形象，陶冶护士的情操，可以帮助护士树立一个仁爱、圣洁、美好的白衣天使形象。

2. 护士微笑的要求　护士的微笑是美的象征，是爱心的体现。真诚、自然、适度、适宜是护士微笑的基本要求。

（1）真诚　护士发自内心的、真诚的微笑最能体现对患者的理解、同情、关心等真挚情感，能够为患者送去生的希望，增强其战胜疾病的勇气。

（2）自然　护士微笑应该是心情、语言、神情与笑容的和谐统一，能够使沟通在一个轻松的氛围中展开。

（3）适度　大笑难以持久且不合时宜，笑得过短给人以虚伪感。护士面对患者时应经常微笑。

（4）适宜　护士的微笑需要与不同的工作场合、环境、患者的心情相适宜。

> **考点提示**
>
> 护士微笑的基本要求。

二、人际距离

人际距离是指人与人之间的空间距离，是人际关系密切程度的一个标志。

（一）人际距离的作用

心理学家做过这样一个实验。在一个刚刚开门的大阅览室里，当里面只有一位读者时，心理学家就进去拿椅子坐在他或她的旁边。实验进行了 80 个人次。结果证明，在一个只有两位读者的空旷的阅览室里，没有一个被试者能够忍受一个陌生人紧挨自己坐下。在心理学家坐在他们身边后，被试验者不知道这是在做实验，很多的人很快就默默地远离到别处坐下，有人则干脆明确表示："你想干什么？"这个实验说明了人与人之间需要保持一定的空间距离。尊重并恰当把握与交往对方的人际距离，对于建立、调控人际关系都有重要的作用。在交往中要注意与交往对象保持一定的距离，双方之间的交往距离直接反映了交往双方关系的密切程度。

（二）人际距离的种类

根据科学的测量，人们依据交际环境的不同，把身体空间分为四个不同的界限，并根据交际性质的不同、交际对象关系的亲疏进行调整。四种界限表示四种不同情况：亲密关系、私人交往、一般社交、公共场合。

表 10 - 2 人际距离

种类	距离	适用范围
亲密距离	相互间身体的距离从直接接触到相距约 0.5 米之间	体现交谈双方关系亲密,这种距离适于双方关系最为亲密的人际关系,如情侣、家人、好友等
人际距离	相互间身体距离 0.5～1.2 米	这个距离足以看清对方的反应,但不进入个人的亲密距离。适合于朋友、熟人或亲戚之间,是人们在进行非正式的个人交谈时最经常保持的距离
社交距离	相互间身体距离 1.2～3.5 米	适用于在进行一般社交活动时,在工作或办事时,在大型社交聚会上,交谈者之间的距离。
公共距离	相互间身体距离 3.5 米以上	适合于公共场所的演说、教师在课堂上讲课等。在这种地理距离疏远的情况下,人们说话声音会更大,手势更夸张,人们相互影响的机会也更少。经验丰富的讲话者会巧妙运用体态语来调整心理感受,以拉近心理距离。

三、空间环境

空间环境是指人在交往时所处的位置及其空间变化来传递信息的一种无声语言。恰当应用空间环境,能调试人际关系,形成一个良好的交流氛围,从而便于人们之间的沟通和交流。

(一) 交谈位置

人们对座位位置的选择可体现彼此之间的关系。交谈中,交谈位置的类型分为友好位置、社交位置、竞争位置和公共位置。

在图 10 - 1 中,方桌周围,甲、乙处于社交位置,体现一种诚挚友好的交谈氛围。相互间没有紧张感,行动方便,并有利于观察对方的肢体语言变化;适用于向领导汇报工作等情况。甲、戊处于友好位置,体现一种亲切信赖的氛围,体现彼此间亲密平等的关系,最有益于合作和便于沟通;适用于谈心、征求意见、说服劝导等情况。甲、丙之间,处于竞争位置,形成一种防范性的竞争氛围;适用于谈判。甲、丁之间,为公共位置,两者之间互不相关,无需沟通。在公共场所往往会选择这种位置。

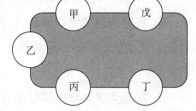

图 10 - 1 座位关系表达的界域语

(二) 物理环境

物理环境不仅影响人们的心情,也影响沟通的频率和效果,甚至传递出非常重要的信息。在整洁、优雅的环境中生活和工作,不仅让人感到舒适、愉悦,还会让人精神放松,有益于身心健康。护士要创造良好的医疗环境,以满足患者治疗康复的需求。

四、人体触摸

人体触摸,简称触摸或体触,是指人与人之间通过皮肤接触来表达情感和传递信息的一种非语言交流形式,包括抚摸、握手、拥抱等。

(一) 触摸的作用

1. 触摸有助于儿童生长发育 根据临床观察,触摸可促进儿童的生长发育、智力发育及良好性格的形成。

2. 触摸可改善人际关系　沟通双方的触摸程度可以反映双方在情感上相互接纳的水平，恰当的接触方式有利于人际关系的建立。

3. 触摸可传递各种信息　触摸可以传递其他沟通形式无法传达的信息，当护士搀扶行动不便的患者，传递的是护士对患者的关心和对工作负责的信息。

（二）触摸在护理工作中的应用

1. 健康评估　健康评估是护士进行护理活动时必须掌握的技能，护士可通过触摸患者的相关部位来收集资料，如触摸患者腹部，判断病情；触摸足背动脉或桡动脉，了解骨折部位及损伤程度。

2. 辅助疗法　相关研究发现，触摸可以激发人体免疫系统，使人精神兴奋，对焦虑、紧张而加重的疼痛有缓解作用，有时还能缓解心动过速、心律不齐等症状，具有一定的保健和辅助治疗作用。如新生儿触摸，是一种通过触摸新生儿的皮肤和机体，促进新生儿身心健康发育的科学育婴新方法，可促进新生儿血液循环，加速新陈代谢，提高免疫力，使新生儿情绪稳定、心情愉快、快速成长。临床上可通过压迫眼球法、压迫颈动脉窦法缓解心动过速。

3. 给予心理支持　触摸可表达理解、支持等情感，迅速缩短护患之间的心理距离，使患者消除紧张、恐惧情绪，增加其安全感。如护士用手轻轻抚摸或握住一位正在分娩产妇的手，可减轻她紧张、痛苦的情绪，使其放松下来。

（三）触摸的注意事项

运用触摸沟通方式时，护士应保持敏捷和谨慎，触摸方式应根据具体情况而定。

1. 根据沟通情境和场合选择触摸方式　当患者手术前、当家属被告知亲人病逝等感到害怕、无助、悲伤时，可握住对方的手，或将手放在其肩膀或手臂处，表达对患者的关心和支持。

2. 根据沟通对象选择触摸方式　考虑性别、年龄、病情等情况，采取患者易于接受的触摸方式。如对待老人、婴幼儿、需要帮助者可适当多使用触摸；对待异性、病情轻者，则慎重使用触摸。

3. 根据沟通对象的关系选择触摸方式　要根据双方关系的亲疏选择恰当的触摸方式，如初次见面可礼节性握手；亲密朋友则可以使用拥抱、拉手等方式表达情感。

4. 根据社会文化背景选择触摸方式　例如拥抱这种触摸形式文化差异性就较大。在中国，除了十分亲近的人外，一般不会互相拥抱，更不会把拥抱视为一般的礼节。但是在美国则不同，美国人性格开朗，感情外露。常在公众场合热烈拥抱。而在阿拉伯国家，拥抱礼也颇为常见，但伊斯兰教的教义规定，男女之间授受不亲，拥抱礼仅适用于同性之人，与异性在大庭广众之下进行拥抱，是绝对禁止的。因此，在与外国友人的交往中应考虑到巨大的跨文化差异，并尊重对方的文化传统与习俗。

 考点提示

护士运用触摸的注意事项。

第三节　护理实践中的非语言沟通

扫码"学一学"

一、非语言沟通在护理工作中的作用

准确地使用非语言行为与患者进行交流，可产生积极的护理效果。非语言沟通在护理中有以下作用。

（一）增进情感交流，有助于促进护患关系

良好的第一印象和内在的道德修养对促进和协调护患关系起着积极的推动作用。患者新入院，护士的微笑和关注的目光能迅速缩短与患者间的距离，与患者初步建立良好的护患关系。在一些特定的情境下，护士的非语言行为则可让患者感受到来自护士的关心与体贴。护士恰当运用非语言沟通技巧对于建立和促进良好的护患关系具有重要的意义。

（二）促进语言沟通，有助于提高护理效果

非语言沟通在应用时往往能与语言沟通同时进行，达到相辅相成的作用。如与病人进行治疗性交谈时，可通过示范动作来辅助语言表达，让患者更充分地理解治疗的目的和要求，更正确地掌握某项技能、某个步骤以更好地配合治疗。

（三）稳定患者情绪，有助于改善患者不良的心理状态

患者在接受治疗时通常期望护士既能技术过硬，又能给患者以安全、信任感。因此，在患者面前，尤其面对急、危、重症患者时，护士表现出勇敢、坚毅、镇定、当机立断的非语言行为，无疑能使患者的情绪由恐惧、焦虑转变为平静、稳定，从而改善患者不良的心理状态。

二、护士非语言沟通的基本要求

（一）尊重患者

尊重每一位患者是护患交流的前提，与患者相处应平等相待，使疾病状态下的患者保持心理平衡，不因疾病受到歧视，保持人的尊严。护士尊重患者的人格，就是尊重患者的个性心理，尊重患者作为社会成员所应有的尊严，对待性病患者、精神病患者等某些特殊患者应保持同样的尊重。

（二）真诚相待

印度诗人泰戈尔曾说"与人相处，最大的距离莫过于近在咫尺却远如天涯"，这是一种"心的距离"。对于护患关系的主要责任人护士来说，真诚是进行护理工作的一个基本要求，是真正走进患者内心世界的通道。当人们面对面沟通时，信息通过语言文字、声音、表情和肢体动作来传递。因此，人们不仅注重语言内涵，更会去感受对方的非语言信息。只有发自内心的交流，才能在沟通中确保语言、非语言信息的一致性，从而赢得患者的信任。

（三）适度得体

护士的举止、表情、外表等常常直接影响到患者对护士的信任程度，影响护患之间良好人际关系的建立。在护患沟通过程中，护士的姿态要落落大方，笑容要适度自然，待人要礼貌热情，与异性患者接触时应举止得体。

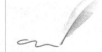

（四）因人而异

在与患者的交往中，护士应根据患者的特点，采用不同的非语言沟通方式。不同年龄、性别、性格、职业文化背景、家庭环境的患者，具有不同的沟通风格和心理需求，交流中，应尊重患者的个体差异，有针对性地进行沟通。

三、非语言沟通在护理工作中的应用

（一）与门诊、急诊患者的非语言沟通技巧

1. 衣着仪表规范 门诊每天要在规定时间内接待大量患者，人员的流动性很大，护士要在短时间内获得患者的信任和好感，首先要注意个人的外在形象。仪表服饰是一种无声的语言，护士端庄稳重的仪容、整齐清洁的服饰体现了对患者的尊重，展示了护士的职业美，能给患者留下良好的第一印象。护士上岗前应整理服饰、仪容，做到淡妆上岗、勿浓妆艳抹，衣着整洁，发型符合护士礼仪规范。

2. 表情平静温和 门诊患者数量庞大，病情各有不同，随时可能出现各种复杂情况。一般情况下，初次与患者接触时，态度言行最为重要。护士和蔼的笑脸能够使患者感到友善轻松，情绪稳定；相反，如果护士面带愠怒、冷漠、倦怠，往往会引起患者的不信任或反感，甚至产生对立情绪。一个训练有素的护士一旦进入角色，就应迅速抛开自身的负面情绪，以饱满、乐观的情绪来感染患者，使其产生安全感、平静地接受治疗，并为进一步沟通奠定良好基础。

3. 目光热情亲切 护士应恰当使用目光语言，体现出对患者的关心和真诚的态度。当护士倾听患者讲话时，最好直视对方的双眼，目光关切，以表示关注。交流中，不应全程不看患者，或虚视、斜视、俯视患者。

4. 姿态稳重优美 门诊患者就医涉及的流程较多，包括导诊、预检、分诊、挂号、候诊、就诊、交费、检查、治疗、取药等多个环节。在门诊、预诊、分诊，导医的护士应以站姿迎接患者，护士站姿应端庄稳重、大方得体，不应弯腰驼背、双腿叉开、自由散漫。手势是有声语言的延伸，是非语言中重要的表达方式，富有极强的表情达意的功能，表达的信息丰富多彩。门诊护士在为患者指路时，应使用规范的指示手势，掌心向上、五指并拢、明确清晰，为患者指明路线；如遇危重患者，护士应主动陪同，以防意外发生。

5. 语音语调应用恰当 护士与患者交谈时，掌握适当的音量、语气、语调和节奏，做到严肃性与亲切性相统一。应将对患者的爱心、同情心和真诚相助的情感融化在言语中，让患者感到温暖亲切。对言行不轨、无理取闹的患者，应严肃对待，加以劝阻，以保持护理工作的严肃性和维护护士自身的尊严。但不可以训斥患者，使患者产生畏惧心理，对治疗和护理产生抵触情绪。

6. 处理急诊患者沉着冷静 急诊患者大多是危重症患者，病情往往来势凶猛，病情复杂，护士首先应有争分夺秒、救死扶伤的急救意识。其次，应迅速接待患者，果断采取措施；动作要轻、稳、快，以减轻患者痛苦；护士表情要专注，不应微笑。在急诊、急救工作中护士应沉着、冷静，做到忙而不乱、有条不紊地对患者进行救治。

7. 关注患者的非语言信息 护患之间通过面部表情，能迅速而真实地反映各种复杂的内心活动，护士要善于借助患者的体语了解患者的需求。在临床护理中，护士通过观察患

者的表情、动作、手势等了解患者的心理需求及病情变化，协助诊断和治疗。如护士可通过观察患者的眼神感知对方是否在认真听；了解其思想和愿望；推测其对事物是赞成还是反对，是拒绝还是接受，是喜欢还是厌恶等。如目光的转移常常暗示一种内疚或拒绝心理。

（二）与住院患者的非语言沟通技巧

1. 创造温馨安全的医疗环境　病房是住院患者诊疗、休养的场所，病房的环境直接影响患者的生理和心理状况，因此创造一个安静、清洁、美观、舒适的医疗环境，会有利于患者的治疗和康复。

（1）温馨安静　病房墙壁的颜色一般以浅淡色调为宜，给人以柔和、宁静的感觉。目前病房多选用干净、庄重的白色，也可根据科室类别选用浅蓝、浅绿或奶油色等。病房和走廊可设立温馨提示，内容包括病房设施的使用、患者的注意事项、疾病预防小常识等。

（2）整洁舒适　保持病房整洁、干净，定时整理床单位，及时更换被褥、患者的衣裤。

（3）光线适宜　过强的光线会刺目耀眼，令人不适；过于阴暗则会使人感到沉闷压抑、忧郁不安，因此应保证病房内采光良好、亮度适宜，使患者心情舒畅。

（4）空气清新　新鲜和清洁的空气，使患者呼吸通畅、精神振奋，宜定时开窗通风换气，确保室内空气清新。

（5）保证个人空间　病房棚顶设有隔帘滑道，拉开挂帘可将床单位封闭起来，与临床分隔开，以满足患者的空间需要，保护患者的个人隐私。

2. 与新入院患者的非语言沟通　患者入院时，责任护士应起立面向患者，行点头礼示意，表示欢迎。在场其他护士也应暂停手头的工作，点头示意。护士要介绍病区的基本设施，引领患者到安排好的病房，做入院宣教，以帮助患者尽快熟悉病区、病房的环境和相关医务人员。

3. 治疗时的非语言沟通

（1）做好三查七对　三查七对工作是护理工作中必须注意的，是主要针对患者服药、注射、输液工作的查对制度，以减少操作差错。护士为患者进行治疗时，在患者床前，采取规范站姿，面带微笑，询问患者姓名，查看腕带，走至床尾，下蹲后核对床尾卡。核对无误后向患者解释操作的目的及配合要点。

（2）动作轻稳准　操作时，注意严格遵守操作规程，手法做到轻、稳、准，以防给患者带来医源性创伤。如需暴露皮肤或隐私部位，一要注意保暖；二要注意保护患者隐私，应注意使用隔帘。

（3）恰当使用体触　护士在做测量生命体征、静脉输液、肌内注射等操作时，不可避免有皮肤接触，在即将进入患者的亲密距离之前，应向患者做出解释和说明，使患者有所准备并给予配合。同时，恰当运用体触可减少患者孤独、无助的感觉，促进护患之间的情感交流。

4. 护理交班、查房时的非语言沟通

（1）晨会交接班　晨会交接班由护士长主持，所有护士均要参加。护士长听取夜班护士及管床护士汇报患者情况，检查晨间护理、危重患者的护理质量、提出存在问题、处理方法，检查新患者入院宣教、出院患者健康指导、危重护理记录书写情况及静脉留置针局部情况等。交班时，护士要做好充足准备，着装整齐、仪表端庄，交班时要注意语速适中、吐字清晰，思路清楚，重点突出。

（2）病床边交接班　晨会交班后，仍由护士长带领，进行床头交班，交班对象为所有患者，其中新入院患者、危重患者、术后患者、病情有特殊变化的患者是重点关注对象。交班护士站在患者床头，管床护士及其他护士站在病床的两侧，交班护士对患者依床号顺序进行交班。夜间病情平稳者重点交接睡眠情况及静脉留置针局部等情况，病情变化者按护理程序进行交班。交班时，护士语言应简练明了，检查患者动作应轻柔、细致。

（3）护理查房　护理查房是检查护理质量、落实规章制度、提高护理质量及护理人员业务水平的重要举措，其内容包括基础护理的落实情况、专科疾病护理内容、心理护理、技术操作、护理制度的落实。护理查房时，护士应规范站立，全神贯注，主动和患者打招呼；与患者交流时亲切、温和，身体略前倾；询问患者病情时，注意倾听，保持目光接触，适时点头给予反馈。

5. 与出院患者的非语言沟通　对即将出院的患者，应表示真诚地祝贺，并交代清楚出院注意事项。患者离院时，为患者提供必要的帮助，如帮其搬运物品、推轮椅帮助行动不便的患者等，将患者送至病区门口，挥手告别，祝其早日康复，并目送患者离开。

本章小结

护理实践中的非语言沟通无处不在。护理人员正确运用非语言沟通技巧，对于展示护士的综合素质、协调护患关系、提高护理质量，都有着非常重要的意义。非语言沟通主要包括面部表情、人体接触、人际距离、空间环境等多种形式。尊重患者、真诚相待、适度得体是护士非语言沟通的基本要求。护士既要灵活运用非语言沟通技巧表达对患者的关心、爱护和支持，又要通过关注患者的非语言行为来了解患者的病情和心理状态，以增进护患沟通。

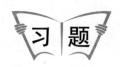

习　题

一、选择题

【A1/A2 型题】

1. 医护人员与患者之间恰当的交谈距离是

　　A. 不超过 0.5 米　　　　　　　　B. 0.5～1.2 米之间

　　C. 1.2～3.5 米　　　　　　　　　D. 2 米以上

　　E. 3.5 米以上

2. 小刘是医院的护士，每天工作都需要穿上护士服，在服装的分类当中，护士服这类的服装属于

　　A. 礼服　　　　B. 职业装　　　　C. 时装　　　　D. 休闲装　　　　E. 运动装

3. 甲、乙两人并排而坐，属于下列哪种位置关系

    A. 友好位置　　B. 公关位置　　C. 竞争位置　　D. 公共位置　　E. 私人位置

4. 为了保证沟通的效果，最为合理的注视角度是

    A. 俯视　　　　B. 仰视　　　　C. 平视　　　　D. 斜视　　　　E. 眯视

5. 人们依据交际环境的不同，把身体距离分为四种，下列不属于这四个界限之一的是

    A. 亲密距离　　B. 人际距离　　C. 礼节距离　　D. 社交距离　　E. 公共距离

6. 为营造亲切融洽的谈话氛围，护患交谈适合的目光凝视区域为

    A. 公事凝视　　B. 社交凝视　　C. 关注凝视　　D. 亲密凝视　　E. 交叉凝视

7. 下列不属于非语言沟通的是

    A. 表情　　　　B. 眼神　　　　C. 文字　　　　D. 手势　　　　E. 服饰

8. 护患沟通过程中，护士与患者目光接触的时间应占全部谈话时间的

    A. 30%～60%　B. 10%～30%　C. 60%～90%　D. 90%～100%　E. 100%

9. 经理通知小文到他办公室汇报工作，在小文进入办公室后，经理很客气地请她坐下。小文小心翼翼地坐在椅子边缘上，双臂夹紧身体，身体略略前倾，这提示此时她的情绪处于何种状态？

    A. 放松　　　　B. 紧张　　　　C. 自信　　　　D. 胸有成竹　　E. 平静

10. 触摸在护理工作中的应用不包括

    A. 健康评估　　　　　　　　B. 辅助疗法

    C. 给予心理支持　　　　　　D. 交流详细信息

    E. 表达情感

11. 护士小丁今天值班，在工作中她非常认真，但下列哪种行为并不合适？

    A. 进病室前先敲门　　　　　B. 很大声和患者打招呼

    C. 和患者交流身体略前倾　　D. 推治疗车时身体与车保持一定距离

    E. 表情温和

二、思考题

患者老李因消化性溃疡发作而由门诊收入院治疗。老李来到病房，护士站坐着护士小王，正一边看手机，一边开心地笑着。老李和护士打了一声招呼，护士收敛起笑容，说"等一下"，之后又过了一会儿，才面无表情地抬起头，看了患者一眼，患者说"护士，我来住院，请问10号病房在哪儿"，小王眉毛一扬，用示指指前面，说："前面右拐就是"，这时，护士小曹刚好从病房回到护士站，看到老李，面带微笑、热情地打招呼，为老李办理了入院手续，并搀扶老李来到10号病房。

1. 请问护士小王、小曹谁的做法合适？

2. 从她们不同的非语言行为，能反映出二位护士在对待患者的态度上有何不同？

（刘鸿慧）

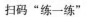
扫码"练一练"

第十一章　护理工作中与特殊患者的沟通

 学习目标

1. **掌握**　老年患者、儿童患者、孕产妇、临终患者的特点和与其沟通的技巧。
2. **熟悉**　肿瘤患者、传染病患者的特点及沟通技巧。
3. **了解**　精神障碍患者、情绪不良患者的特点及沟通技巧。
4. 学会在护理工作中应用合适的沟通技巧与不同特殊患者进行沟通。
5. 具有营造良好的沟通氛围，树立良好的职业形象的意识。

 故事点睛

　　旁白： 患者张某，男，78 岁。诊断为病毒性感冒合并肺炎，住院多日。张某脾气急躁，说话啰嗦，听力减退。某日，护士小王来为他进行常规血压测量，张某见到小王就大声说："是小王啊，你说我都住院这么多天了，怎么就不见好呢……"小王说："……"。

　　人物： 由两名学生分别担任故事人物，进行即兴表演。

　　请问：

　　1. 假如你是小王，你将如何对周大爷的心理困惑进行正确引导？

　　2. 小王在与患者沟通时应注意运用哪些技巧？

　　在临床护理工作中，护士面对不同年龄以及一些特殊病情的患者，要充分掌握其所患疾病特点、心理特点等，根据患者的个体情况采取不同的护理沟通技巧，与患者建立良好的护患关系，以促进护理工作的进一步开展。

第一节　与特殊年龄阶段患者的沟通

一、与老年患者的沟通

　　随着社会的发展和人民生活水平的不断提高以及医疗卫生服务的日益完善，人们的平均寿命逐渐延长，老龄人口比例逐年递增，这就要求护士必须了解老年患者的特点，在临床护理工作中为其提供更有针对性的服务。

（一）老年患者的生理心理特点

　　1. 身体机能下降　随着年龄的增长，老年人的智力、学习能力、记忆力逐渐减低，机体的各器官功能逐渐退化，开始出现听力下降、视力下降、理解能力差、反应慢等问题，使得老年人的发病率较高，患病种类多、时间长，住院率高、住院时间长。

扫码"学一学"

2. 心理行为敏感　老年人患病后，离开了工作多年的单位，离开了和亲人团聚的温馨家庭，住进了医院，其社会家庭角色发生改变，社会活动减少，社会地位变化，自尊受到压抑，心理活动受到影响，易出现不安全感、无用感、失落感等自卑消极心理。

（二）与老年患者的沟通技巧

1. 充分尊重，关心体贴　老年患者的自尊心很强，护士要像对待自己的长辈一样，尊重他们，言谈举止要文明礼貌、和谐亲切，处处关心体贴他们，使老年患者感觉到舒适、安全，受到亲人般的关怀和家的温暖。

2. 适当劝导，耐心安慰　对老年人一些不良习惯如不良饮食习惯，不注意个人卫生等，我们要不厌其烦地加以引导和帮助克服。对一些行为过激的患者，要耐心安慰，细心体谅，千万不能无动于衷，置之不理，甚至反感训斥，这样会加重患者的心理压力。

3. 细心观察，及时反馈　由于老年患者组织器官衰老，功能退化，感觉迟钝，常常掩盖病情，导致一些疾病的症状体征不典型，再加上病情复杂多变，所以要求护士必须细致地观察患者的病情变化，尤其不能放过任何疑点和微小变化，及时通报病情，为优化医疗护理服务打好基础。

4. 积极沟通，热情服务　老年患者器官衰退，行动不便，身受多种疾病的折磨，有的唠唠叨叨，有的担心不能治愈。护士在沟通时要态度和蔼，注意多使用敬语和谦语，使用通俗易懂的语言，重点反复强调，有问必答，切忌态度蛮横、爱答不理，采取老年人乐意接受的方式护理。

> **📕 考点提示**
> 老年患者的特点。

二、与儿童患者的沟通

儿科的服务对象是从新生儿到十四岁的患者，他们在身体心理发育以及在疾病的发生和发展规律等方面都与成人不尽相同，因此护士应了解儿科患者自身的特点，建立良好地护患关系，高效地为其提供护理服务。

（一）儿童患者的特点

1. 不会自诉病情、配合治疗困难　儿科患者由于年龄小，语言表达能力及理解能力不强，不能全面、完整地诉说病情，缺少主动配合治疗和护理的积极性，不会及时主动沟通治疗护理的效果。

2. 常伴有紧张、恐惧心理　儿科患者，特别是住院患儿，从自己熟悉的环境及关爱的亲人身边来到一个陌生的环境，每天深受疾病的折磨及治疗上的疼痛，又要面对医护人员的陌生面孔，会产生紧张、孤独和恐惧心理。

3. 免疫力低、病情变化快　儿童正处于生长发育时期，免疫功能、中枢神经系统、肾功能等还不健全，对疾病的抵抗力、免疫力比成人弱，易感染疾病，且发病及病情变化快。

4. 自理能力差、病房管理难度大　儿科患者缺乏独立生活能力，对自我行为的控制能力差，不能自觉遵守医嘱，行为举动随意，不能预测危险事情的发生，缺乏自我防护能力。

（二）与儿童患者的沟通技巧

1. 要有强烈的责任感　儿科护理工作具有一定的复杂性，患儿身体娇嫩，又处于无知无畏、自理能力低下的状态中，同时儿童情绪不稳定，喜怒易变，护士必须具有强烈的责

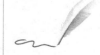

任感和保护意识，要培养自己敏锐的观察力和情绪感染力，做到观其表情，度其心事。

2. 要有丰富知识与技能 要求护士熟悉儿童成长发育过程中的发展变化及生理心理需要而给予全面的护理；掌握各年龄组儿童对疾病的不同心理及情绪反应，注意各方面客观征象及主观症状等。

3. 重视与家长的沟通 由于患儿的直接表达能力有限，大量的病情资料要通过家属提供。护士要主动与患儿及家长交流信息，有针对性地对患儿和家长进行健康宣教，因为只有这样才能全面了解患儿的生理、心理和社会情况，争取家长的主动积极配合。

4. 运用鼓励和赞美 大多数家庭都是独生子女，当患儿对治疗和护理比较配合时，护士适时地对患儿进行赞美，会使患儿和家长都得到心理上的满足，会更加主动地配合治疗和护理，同时也融洽了护患关系。

5. 运用肢体语言沟通技巧 适当运用形体语言的交流技巧，可以增强语言沟通的有效性，比如与患儿交谈要注意平视，可以蹲下身来，这样给患儿以平等感。通过"走进病房笑一笑，患儿床前站一站、看一看，患儿额头摸一摸，患儿小手握一握，生活不便帮一帮"，可以有效地拉近护患之间的距离，利于沟通和治疗。

> **考点提示**
> 儿童患者的特点。

扫码"学一学"

第二节　与特殊患者的沟通

一、与传染病患者的沟通

传染病是由各种致病性病原体，通过各种途径侵入人体而引起的具有传染性的疾病。因为其具有传染性，患者如被确诊为传染病，不但要饱尝疾病的痛苦折磨，还要与外界隔离，亲属不能探视，其爱与归属的需要受到限制，出现一系列复杂的心理反应。

（一）传染病患者的特点

1. 焦虑和恐惧 为了防止传染病菌的传播，要对传染病患者进行适当隔离。个别患者不理解隔离的目的和意义，觉得医护人员害怕他们、嫌弃他们，亲朋好友也疏远他们，他们害怕受到歧视，对周围的事物特别敏感，影响治疗和护理。

2. 孤独和抑郁 传染病患者需要同家人亲友隔离，于是患者会产生失落感甚至是遗弃感。怕自己的病传染给家人，又害怕亲人与自己从此疏远，有的担心自己有了传染病，同事或朋友会从此冷淡疏远，甚至视病房如牢房。

3. 怨恨和冲动 因为许多传染性疾病具有病程长、难根治的特点，患者在治疗期间又易产生急躁情绪，易冲动心理。有这种情绪的人，有时还迁怒于人和事，易激惹，甚至敌视周围的人或事，拿家属和医务人员出气。

（二）与传染病患者的沟通技巧

1. 宣传教育 对新入院患者要积极主动热情迎接，对患者及家属进行传染病常识的宣教，如传染病的病因、治疗、预后等，使患者对传染病有个完整的认识。根据患者的不同情况，解释隔离治疗的作用，做好隔离治疗期间的健康宣教，耐心指导他们适应隔离期间的生活。

2. 关心和尊重 要主动关心、帮助患者，在护理工作中应具备耐心、爱心、诚心以及热心，让传染病患者能够体会到护理过程中的人文关怀。由于患者多敏感且疑心较重，护士要特别注意自己说话时的语气和肢体语言，不要让患者产生被嫌弃的感觉。

3. 安慰和鼓励　提倡安慰性语言，设身处地为患者着想，可向患者介绍一些康复病例以及目前治疗的新成就，使其充满希望，增强患者的信心。在病情许可的情况下，为家属和患者提供沟通交流的平台，增加患者的心理支持。

二、与孕产妇的沟通

怀孕和分娩是人类繁衍后代的一种生理现象，所以孕产妇不是真正意义上的患者，而是医院里一群特殊的健康"患者"。

（一）孕产妇的特点

1. 要求高　孕产妇入院前的社会地位虽然各不相同，但家庭地位比任何时候都高，入院后她们潜意识仍需要很高的社会和家庭待遇。随着我国二胎政策的放开，母婴的护理依赖和护理需求越来越大，因此孕产妇对产科护士各方面的要求也越来越高。

2. 喜悦和害怕　孕妇憧憬着做母亲的喜悦，时时刻刻期待着孩子的降临。但越在乎往往就越害怕，害怕孩子有什么闪失，也害怕孩子畸形，不健康，产妇对此忧心忡忡，焦虑不安。

3. 焦虑和抑郁　妊娠、分娩伴随着一系列的躯体和心理变化，大多数孕产妇适应良好，但也有个别孕产妇出现适应不良，可表现为食欲下降或暴饮暴食、体重减轻或增加、早睡或失眠、疲倦和乏力、便秘、易激惹、爱发脾气、情绪低落以及对自身和婴儿健康过度担忧。

（二）与孕产妇的沟通技巧

1. 加强宣教　护士要依据孕妇特点，开展有针对性的教育活动，向孕妇介绍有关妊娠和分娩的相关知识，使孕妇对妊娠和分娩有一个正确的认识，对妊娠和分娩方面的常识有一个相对系统，直观的了解，用丰富的知识和周到的服务建立良好的护患关系。

2. 保证休息　产妇经历阵痛、分娩，体力和精力消耗巨大，产后需要有充分的睡眠和休息，在护理过程中，护士尽量集中进行所有的治疗操作，动作轻柔，减少不必要的打扰。

3. 注意调适　在有了孩子以后，新妈妈的生活会有所改变。劝导其抱着坦然的态度接受这一切，有益于帮助产妇摆脱消极情绪。同时指导产妇进行产后康复训练，增加产妇的自信心和自尊心。

三、与精神障碍患者的沟通

精神障碍指的是大脑机能活动发生紊乱，导致认知、情感、行为和意志等精神活动不同程度障碍的总称。与其他患者相比，精神障碍患者无自知力、自制力，甚至不承认自己有病、拒绝治疗。护士要把握好此类患者的特点，有针对性的沟通交流，建立良好的护患关系。

（一）精神障碍患者的特点

1. 缺乏自知力，有时拒绝治疗　精神障碍患者缺乏自知力、判断力，有些患者因出现意识障碍而难以正确感知周围的事物，不能做出正确的行为反应，不能自述病史。有些患者否认自己患有精神障碍，对相应的治疗护理非常反感，不能配合，甚至拒绝。

2. 缺乏自制力及自我保护能力　精神障碍患者对自己的行为缺乏自制力，病情发作时其思想、语言、行为异常，超出一般人的行为规范。有时甚至会自伤、伤人、毁物甚至殴打医务人员。

3. 治愈难，复发率高 精神障碍患者在发病期间的治疗主要依靠药物控制和心理辅导。疾病治愈或缓解后要回归到家庭、社会上去，当他们遇到外界环境的刺激或受到社会和他人的歧视时，病情可能复发。

（二）与精神障碍患者的沟通技巧

1. 尊重患者的人格 护士要热情接待患者，对其疾病造成的种种表现给予体谅，消除患者对住院的恐惧心理，稳定患者情绪。同时主动向家属了解患者的一般情况，耐心听取患者和家属的意见，正确对待他们提出的问题和要求。

2. 耐心照顾 护士对不配合治疗和护理的患者更要多份耐心，可以通过善意的哄骗让患者服药，接受治疗。有些患者生活不能自理，护士要耐心协助患者做好个人卫生，对拒食者要劝其进食，通过无微不至的细心照顾，走进患者的内心。

3. 保证安全 护士要对患者进行心理疏导，改善拒食、自伤、伤人、自杀等消极行为。要严密观察患者发病的诱因和先兆（例如自言自语等），掌握病情特点与影响病情的相关因素，一旦发现有发病可能，立即做好预防工作。

4. 注重家属的支持 家属应多给予患者关爱和帮助，满足其心理需求，尽力消除患者的悲观情绪。患者与亲人朝夕相处，接触密切，患者的思想活动也易于向家属袒露，家属应掌握适当的心理护理方法，随时对患者进行心理疏导，最大限度地恢复患者生活及工作能力。

四、与恶性肿瘤患者的沟通

恶性肿瘤目前仍然是威胁人类健康的一大杀手，了解恶性肿瘤患者的特点以及良好的护患沟通，可以使护士能全面地了解患者的病情，满足患者生理、心理、精神等多方面的需要，促进患者舒适。

（一）恶性肿瘤患者的特点

1. 恐惧焦虑 根据文献报道，恶性肿瘤常见的恐惧有：对疾病未知的恐惧，对孤独的恐惧，对疼痛的恐惧，对与亲人分离的恐惧等。当恐惧发展成为持续的、无法克服的焦虑时，患者表现为忧心忡忡、心情紧张及对医护人员的言语、态度十分敏感，或坐卧不安、唉声叹气、感情十分脆弱。

2. 悲伤抑郁 抑郁的表现为一种充满悲伤的感觉，是对周围环境的抗拒。对恶性肿瘤无望的情绪可渗透到生活的各个方面，甚至产生自杀意图。自杀常见于严重抑郁的患者，应警惕发生意外。

3. 知情较差 很多肿瘤患者家属担心患者的承受能力，害怕患者知情后不利于疾病的治疗，常常不同意医务人员将病情告知患者本人。患者无法知道真实病情或对病情一知半解，心存猜疑，忐忑不安，对于治疗护理不能积极配合，有的还会造成误解。

4. 情绪波动 肿瘤是目前医学尚未完全克服的一大难题，大多数患者及其家属对该类疾病不够了解，对治疗的期望值过高。当肿瘤患者经过手术、放疗、化疗等多种治疗手段后，往往会因病情不能好转而产生失望甚至绝望等负性情绪，可能造成患者遵医行为的退化以及治疗护理工作的中断。

（二）与肿瘤患者的沟通技巧

1. 加强与患者家属的沟通　要鼓励家属参与一些护理患者的工作，家属和亲友在探视患者时，不要总将话题围绕在患者的病情上，多谈些院外的事情，满足患者了解、关心社会的需要；要鼓励家属表达对患者的关心和爱护，让其感觉到亲情的爱和需要。

2. 提高对疾病的认识　护士应适时对患者及其家属进行疾病相关知识教育，如肿瘤的形成病因、是否具有传染性和遗传性、饮食营养生活起居等，并将肿瘤治疗中的一些先进治疗方法、新技术和治疗效果较好的案例告诉患者，使患者有积极治疗的期望，以最好的心态对抗疾病，树立战胜疾病的信心。

3. 有针对性地分别沟通　对于心理承受能力较差的患者采取隐瞒病情真相的护理保护措施，与她们谈话时，要热情、耐心、细致，使她们在精神上减少恐惧心理，帮助患者树立信心。对一些心理承受力强、性格乐观的患者进行试探性的交谈，逐步渗透病情，给予科学的解释、安慰与鼓励，使患者能正确对待疾病。

五、与临终患者的沟通

临终患者是指医学上已经判定在当前医学技术水平条件下治愈无望，生命预期在 6 个月以内的患者。护士在临终患者护理中发挥着重要的作用，所以应了解其特点，给予其关爱和帮助，使其安宁祥和的走完生命的最后旅程。

（一）临终患者的特点

当患者得知自己的生命已到尽头来日不多时，其心理活动是十分复杂的。心理学家伊丽莎白·库布勒·罗斯博士通过对数百名临终患者的观察，提出临终患者的心理反应通常经历五个阶段，即否认期、愤怒期、协议期、忧郁期和接受期。

1. 否认期　患者不能接受即将到来的死亡，表现出来的心理反应是"不，这不会是我，那不是真的"，认为"不可能""弄错了"。以此极力否认、拒绝接受事实，他们怀着侥幸的心理四处求医，误以为医务人员总喜欢把病情说得严重些，希望是误诊，渴望奇迹发生。这种反应是一种心理防御机制，否认在一定程度上可缓解心理上的刺激，拖延时间来调整自己，面对死亡。

2. 愤怒期　当病情趋于危重，无法再继续否认时，患者常表现为生气与愤怒，产生"为什么是我，这不公平"的心理反应，怨恨、嫉妒、无助、痛苦等交织在一起，使患者常迁怒于周围的人甚至是医护人员和家属、朋友，或对医院的规章制度、治疗护理等方面表示不满，以发泄内心的愤怒、苦闷与无奈，来缓冲内心的不平。

3. 协议期　当患者愤怒的心理消失后，开始接受自己临终的事实，不再怨天尤人。为了尽可能延长生命，乞求医生想尽办法治疗并期望奇迹出现，许诺只要能挽回生命愿意付出任何代价，出现"如果让我好起来，我一定……"的心理。此期患者变得和善，对自己过去所做的错事表示悔恨，要求宽容，对自己的病情仍抱有希望，努力配合治疗和护理。

4. 忧郁期　虽经多方努力但身体却日益恶化，患者认识到治疗无望，无法阻止死亡来临，产生很强烈的失落感，"好吧，那就是我"，出现情绪低落、悲伤、退缩、消沉哭泣等情绪反应，患者开始交代后事，要求与亲朋好友会面，希望由他喜爱的人陪伴照顾。

5. 接受期 在经过一切的努力、挣扎之后，患者变得平静，认为自己完成了人生的路程并准备迎接死亡的到来，产生"好吧，既然是我，那就去面对吧"的心理，对死亡不再恐惧，患者表现得比较平稳、安详、少言，淡漠，睡眠时间延长，情感减退，静待死亡的到来。

临终患者的心理变化十分复杂，以上五个阶段不同患者在次序和程序上会有所不同，每个人不一定都会经历这个五个阶段，每个阶段也不一定完全按照上述顺序发展，有时可能会交错或缺失，各个阶段持续时间长短也可能不同，需要我们认真仔细地观察。

（二）与临终患者的沟通技巧

1. 理解和尊重 护士要熟悉并充分理解临终患者复杂的心理变化和生理变化，不能因其即将死亡而忽视他们、无视他们的感受，要仔细耐心地观察患者，给予关心和帮助。同时要尊重患者，不能因意识模糊而随意议论患者，在操作中随意暴露患者，要注意维护患者的人格尊严，始终保持对患者的关心、支持，做好生活护理。

2. 根据患者的各阶段心理变化采取相应的沟通策略 护士应准确评估判断患者对濒死的反应，根据其所处的不同心理阶段采取相应的沟通策略。①对处于否认期的患者，护士应具有真诚、理解的态度，不要揭穿患者的自身防卫机制，也不要恶意欺骗患者，应根据患者对其疾病的认识程度进行沟通，耐心倾听患者的诉说，适当维持患者的希望，在交谈中因势利导，循循善诱，使患者逐步面对现实。②处于愤怒期的患者常需要有机会尽情地发泄内心的愤恨和痛苦，护士应清楚地认识到患者的发怒是一种有益健康的正常行为，允许其以发怒、抱怨、不合作等行为来宣泄内心的不快，充分理解患者的痛苦，还要给予安慰和疏导。同时做好患者家属的思想工作，给予其宽容、关爱和理解等心理支持。③处于协议期的患者对治疗是积极的，因其怀有希望，试图通过自己的积极配合，友善的态度改变现实，延长生命。护士应当给予积极的回应，主动关心患者，尽量满足患者的要求，使患者能更好地配合治疗，以减轻痛苦，缓解症状。④对处于忧郁期的患者，护士应更多地给予同情和照顾，经常陪伴患者，允许其以不同的方式宣泄情感，如忧伤、哭泣等。给予患者精神上的支持，尽量满足患者的合理要求，安排其与亲朋好友见面、相聚，并尽量让家属陪伴身旁。密切观察患者的不良心理反应，加强安全保护，预防患者的自杀倾向。⑤对处于接受期的患者护士要尊重，不强迫与其交谈，为其提供一个安静、舒适的环境，使其安静、祥和的离开人世。

3. 减轻恐惧和痛苦 护士应当在适当时机引导患者谈论如何面对死亡，使他们以合适的方式应对和接受临终及死亡的人生阶段，真正地让患者从死亡的恐惧及痛苦中解脱出来，帮助患者宁静、安详、有尊严地离开这个世界。

> **考点提示**
> 临终患者的沟通技巧。

六、与情绪不良患者的沟通

情绪是人们对客观事物是否符合自己的预期而产生的态度体验。医学实践证明，患者的不良情绪状态不仅可以加重病情，甚至可能危及患者的生命安全。因此，护士在临床护理工作中，必须学会观察患者的情绪变化，并对患者的不良情绪及时适当地加以调节，才能提高临床护理效果。

（一）患者的不良情绪特征

患者生病后情绪变化比较大，其情绪的倾向性、稳固性都不同正常人，主要表现在以下几个方面。

1. 退化性　是指患者表现出孩子般的幼稚情绪状态。如有的表现为不择时机的哭泣、恼怒，不顾场合发泄心中的不满等现象。

2. 易变性　是指患者的情绪变化无常。

3. 易激惹性　是指患者遇到不适应或不满意的事件或情景就会立即爆发，大有一触即发之势，情绪发展速度非常快。

4. 内隐性　是指某些患者能够严格控制自己情绪的外在表现，从而掩盖了真实的情绪状态。如有的患者很痛苦，但为了不给家人增添精神负担却面带笑容。

（二）护士的沟通技巧

在与患者建立良好护患关系的基础上，通过积极的暗示，改善患者的心理状态与适应方式，以消除或减轻患者心理应激不良，确保治疗护理顺利完成，促进患者恢复健康。

1. 耐心、认真的倾听　在与患者交谈时，护士要使自己成为忠实的倾听者，在倾听过程中集中注意力，保持合适的距离，不轻易打断对方谈话或转变话题，使患者的不良情绪得以抒发，使患者能感受到护士在为他排忧解难，从而产生信任感，这是护理的关键。

2. 合适的谈话方式　对正在发怒的患者，先向患者表示理解，再尽可能地转移其注意力，这样既尊重和重视了患者的感受，又有效地处理了患者的意见；对哭泣的患者，可选择使用沉默的技巧待其发泄完后再询问原因，耐心安慰，使患者的不良情绪慢慢恢复到平静。

3. 真诚的工作态度　是保证治疗效果的重要一环，护士的一言一行都会给患者情绪带来极大的影响。为此，在诊疗过程中要注意自己的言行，及时向患者传递有益于康复的信息，检查时做到严肃认真、态度明确、动作轻柔，以良好的语言和规范的操作技术获得患者的认可，从而增强患者治愈的信心。

本章小结

本章主要介绍了一些特殊患者如老年患者、儿童患者、孕产妇、传染病患者、精神障碍患者、肿瘤患者、临终患者、情绪不良患者的特点及与其沟通的技巧。在学习过程中应准确把握患者的心理特点，有针对性地实施护理，运用合适的沟通技巧，建立良好的护患关系。

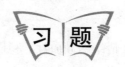

一、选择题

【A1/A2 型题】

1. 以下不属于老年人特点的是

   A. 记忆力逐渐减低

   B. 听力下降

   C. 老年疾病多以慢性病、多发病及退行性疾病为主

   D. 理解能力差

   E. 自尊心强，不易产生自卑心理

2. 儿科患者的特点不包括

   A. 儿科患者不会自诉病情、配合治疗困难

   B. 儿科患者常伴有多名家长陪同

   C. 儿科患者较易沟通、病房管理难度小

   D. 儿科患者免疫力低、病情变化快

   E. 不能自觉遵守医嘱，行为举动随意

3. 对于预后不良的病情信息，护士不可以对患者

   A. 婉言相告　　B. 放任不管　　　C. 绝对保密　　D. 告知家属　　E. 逐渐渗透

4. 心理反应处于否认期的临终患者常表现为

   A. 心情不好对工作人员发脾气

   B. 极度疲劳、表情淡漠、嗜睡

   C. 忧郁、悲哀、关心亲人生活

   D. 不承认自己的病情，认为"不可能"

   E. 配合治疗，想尽一切办法延长自己的寿命

5. 患者张某，癌症晚期，处于临终状态，感到恐惧和绝望。当其发怒时，护士应

   A. 热情鼓励，帮助患者树立信心

   B. 指导用药，减轻患者痛苦

   C. 说服教育，使患者理智地面对病情

   D. 理解忍让，陪伴保护患者

   E. 同情照顾，满足患者的一切要求

6. 患者王某，男，54 岁，患胰腺癌广泛转移，病情日趋恶化，患者心情不好，对医务人员工作不满，常对其陪伴亲属发脾气。你认为该患者的心理反应处于何阶段

   A. 忧郁期　　　B. 愤怒期　　　　C. 协议期　　　D. 否认期　　　E. 接受期

7. 姜女士 56 岁，肺癌骨转移第二次入院，疗效不佳，呼吸困难显著，疼痛剧烈。患者

感到痛苦、悲哀，试图自杀。对此患者的护理中，不妥的一项是

    A. 多给患者同情和照顾

    B. 允许家属陪伴

    C. 尽量不让患者流露出失落、悲哀的情绪

    D. 尽可能满足患者的需要

    E. 加强安全保护

二、思考题

患者李某，男，46岁，司机，因咳嗽、咯血性痰、胸痛、体重下降2个月，加重1周，入院治疗，诊断为晚期支气管肺癌，患者住院后情绪一直低落，不善言语，经常询问护士有关咯血性痰方面的问题，当他看到邻床床头卡上写有"支气管肺Ca"时，反复对护理人员说："我不可能是癌症，我肯定和他们不一样！"，并要求家属告诉自己实际医疗诊断。

    1. 根据患者目前状况，分析他处于临终患者心理反应的哪一期？

    2. 作为责任护士，你将如何与其沟通？

（李建慧）

扫码"练一练"

第十二章 护患冲突

学习目标

1. **掌握** 护患冲突的处理方式。
2. **熟悉** 护患冲突的预防措施。
3. **了解** 护患冲突的常见原因与分类。
4. 学会护理工作中的解决各种护患冲突的技能。
5. 具有营造良好的工作环境，树立良好的职业形象的意识。

故事点睛

旁白： 在某一综合医院内科病区的病房内，护士长带领着护士们在做晨间护理，在六病室发现20床患者私人物品摆放杂乱，护士们没有经过患者同意就对其物品进行整理，患者很生气坚决不让，认为护士们侵犯患者的隐私，护士们很生气，好心帮患者整理物品却被指责，所以发生了口角，此时护士长在中间进行了调和，避免护患冲突的发生。

人物： 由四名学生分别担任故事中护士长、患者、护士甲、护士乙角色，进行即兴表演。

请问：

1. 这种护患冲突主要原因是什么？
2. 对这种情况护士该如何处理，既不影响工作，也能满足患者的需求？

人际冲突是指两个或更多社会成员间，由于反应或希望的互不相容性，而产生的紧张状态。一般是个人与个人之间的冲突。个人之间的冲突之所以发生，主要是由于生活背景、教育、年龄和文化等的差异，而导致对价值观、知识及沟通等方面的影响，因而增加了彼此相互合作的难度。

护患冲突是指护患双方在医疗护理当中，对治疗方案、医学伦理的认知、治疗后果等产生了分歧，从而引起双方的情绪过激，产生矛盾与误解，甚至上升为医疗纠纷的社会现象。护患冲突是人际冲突的一种，是影响护患关系健康发展的因素之一。

第一节 护患冲突的原因与分类

一、护患冲突的原因

护患冲突是护患交往过程中的产物，是护患交往过程发生的障碍，建立和谐、向上、互动的护患关系，已成为做好护理工作的基础。因此，了解护患冲突的原因，才能为有的

扫码"学一学"

放矢地调节护患关系提供指南。

（一）护士方面的原因

1. 规章制度理解不充分 部分护士对患者进行医院或科室规章制度等的宣教时，只强调患者应承担的义务，而对患者应享有的权利则介绍少、强调少，易使患者产生"怎么都是我需要承担的义务，就没有我应该享有的权利"的心理，拉大护患的心理距离，一旦引起冲突，双方很难沟通。

2. 专业技术水平较低 由于大多数护士学历较低，又不善于总结经验，造成抢救危重患者和处理应急事件时手忙脚乱，给患者及其家属造成恐慌，甚至不会使用各种抢救仪器、一旦抢救不成功或患者病情恶化，很容易导致护患冲突甚至医疗纠纷。

3. 责任心不强 由于受社会大环境的影响，部分护理人员自觉社会地位低下，待遇不高，导致工作缺乏主动性，责任心不强，机械执行医嘱，观察病情不详细，病情记录简单、盲目复制，在患者病情变化时不能及时报告医生，导致抢救不及时，引发护患冲突。

4. 服务意识不强 患者缺乏医学知识，自我护理能力较差，希望得到医护人员的关心，但少数护理人员有时因工作繁忙或知识水平有限，不能主动去解决患者困难，不愿与患者多交谈，甚至出现冷嘲热讽、恶语伤人的现象，造成护士与患者之间的不信任，极易使患者对护理过程不满意，从而引发冲突。

5. 缺乏职业道德 由于职业道德的低下，在护理管理和护理工作中会有忽视患者权益的现象，例如有的护士在实行危重患者床头交接班时，不顾及周围环境是否适宜及患者感受，而随意暴露患者的身体。有的患者因诊断、治疗、护理的需要，把一些个人隐私诸如婚姻、恋爱、性生活等告知护理人员，而护理人员却在不适宜的场合谈论，侵犯了患者的隐私权，从而引发冲突。

（二）患者方面的原因

1. 对医院性质认识偏差 少部分人认为医院应该是纯福利事业单位，应不计成本地向患者提供医疗服务，所以有时会对医院收费制度产生质疑，不按时缴费、故意拖欠、逃避缴费、恶意索赔等。护士恰恰是住院催款的具体操作者，家属易将不满发泄给护士。

2. 对疗效的期望值过高 当发现疗效与预期不相符甚至病情恶化时，患者及家属不能理解，易感到焦虑、悲伤或恐惧，易迁怒于护理人员，甚至发生过激行为。极少数患者或其家属未达到个人目的而故意纠缠医院、无理取闹，从而引发护患冲突。

3. 文化素养较低 少数患者或家属做不到文明就医，有时把护士当作仆人使唤，不管护理人员的工作是否繁忙，都要求招之即来，稍有怠慢便横加指责甚至谩骂，很大程度上伤害了护理人员的自尊心和积极性。同时，护理人员在医疗服务中与患者接触较多，相应的引起摩擦的机会较多，患者对医院的不满易发泄于护士。

4. 受负面影响较大 部分患者受到某些媒体对医护人员负面报道的影响，对医务人员缺乏信任，怀疑医务人员的工作能力，无端怀疑护士配药时加药剂量等。信任缺乏给护理工作带来不便，也影响护理人员应有的职业及人格尊严，使护理人员产生反感对立情绪，易引发护患冲突。

（三）其他原因

1. 首因效应 人际交往中首因效应也就是第一印象很重要，一开始自然会注意到对方的容貌、衣着、谈吐、风度以及对自身反应，然后根据这些信息给对方一个初步的判断评价。护士应注重仪表美，适当的淡妆，庄重仪表及舒适利落的发型，用语言、体态行为来体现美感，给患者一种赏心悦目的感觉，则往往是良好沟通的开始。

知识拓展

首因效应典型案例

《三国演义》中凤雏庞统当初准备效力东吴，于是去面见孙权。孙权见到庞统相貌丑陋，心中先有几分不喜，又见他傲慢不羁，更觉不快。最后，这位广招人才的孙仲谋竟把与诸葛亮比肩齐名的奇才庞统拒于门外，尽管鲁肃苦言相劝，也无济于事。众所周知，礼节、相貌与才华决无必然联系，但是礼贤下士的孙权尚不能避免这种偏见，可见第一印象的影响之大！

2. 个性特征 热情开朗，认真负责，富有朝气的性格容易被人喜欢，反之则令人反感。因此护士要做好心理和物质准备，用坚定的语言，关切的目光，敏捷处理好各种人和物，为建立良好护患关系奠定基础。

3. 情绪状态 交往双方中一方情绪不良，都可能导致对方不良的反应。因此护士要有稳定的情绪，态度和蔼，认真倾听，适当应用沉默，了解患者问题所在，用坚定的目光对患者所产生心理起镇静作用，使患者身心得到放松，有利于疾病的治疗。

4. 沟通技巧 护患的沟通对建立融洽护患关系起着举足轻重作用，因此护士要注意以下几点。

（1）与患者交流要掌握技巧 在马斯洛的"人的基本需要理论"中尊重的需要位列其中，受人尊重其实也是一种社会认同，因此护士要尊重患者的人格，个人习惯，注意人性化服务。如患者进餐时或与亲友谈话时切勿打扰，以免影响患者食欲及交流兴趣，减少不必要的麻烦，便于深入沟通。

（2）语言沟通 "良言一句暖三冬"护士要用同情、关心、爱护、和谐、安慰的语言进行交流，掌握最理想的护患关系距离，距离太近会使患者产生错觉，距离太远会使患者感觉护士与他交流不够重视。因此护士要保持良好的距离，护患双方会感到更舒服，良好的护患关系也随之建立。

（3）非语言沟通技巧 注意面部表情、身体语言。因为5%以上信息都是通过无声的身体语言实现的，并用来表达对患者关爱，体会患者需要，从而建立融洽护患关系。

5. 护患比不足 医院里护理人员的配置严重不足，导致没有足够的时间与患者进行有效的沟通，对患者所需了解不够，满足不了患者的需求，不利于建立融洽的护患关系。

 考点提示

护患冲突主要原因。

二、护患冲突的分类

1. 期望与现实的冲突 由于"白衣天使"的称誉在社会上广泛流传，许多患者往往以此产生对护士职业素质的较高期望值，并以此来衡量护士在工作中的职业行为，当个别护士的行为与患者的期望存在差距时，患者就会产生不满、抱怨等情绪，有的会表现冷漠，有的表现不合作，有的表现愤怒、激动等。护士如不能了解患者的期望，给予患者正确的解释、引导，或者不能从自身找到原因，甚至表现为一种完全对立的态度，认为患者无理取闹，过于苛求，则易导致严重的护患冲突。

2. 需求与满足的冲突　疾病往往会给患者造成心理上的不良情绪，尤其是刚刚入院的新患者、大手术后的患者、危重疾病患者等，他们都渴望护理人员给予健康指导及心理安慰。可是当患者的急需和护士的工作安排发生冲突时，一方面患者会因其请求未得到及时解决对护士产生不满，指责护士不尽责；另一方面个别护士也可能因疲惫、忙累状态对患者失去耐心，抱怨患者不体谅。此时是否会导致进一步的护患冲突，关键在护士。

3. 伤残与健康的冲突　部分患者因失去健康而产生自卑、沮丧和对他人健康的羡慕、嫉妒，引起内心的激烈冲突。特别是躯体严重伤残或毁容的患者，在他人面前容易感到自惭形秽，有时个别患者甚至难以自控地把伤残的恼怒迁移到护理人员身上，甚至对于护理人员的善意劝说、耐心解释产生逆反心理。若护理人员不能体谅患者则可能出现各持己见、互不相让的护患冲突。

4. 外行与内行的冲突　此类冲突，多由患者过于关注自身疾病的转归所引起。患者的强烈康复愿望趋使其欲全面了解疾病诊治、护理工作过程的每个细节，凡与其相关的治疗、护理方案都要亲自过问，对诊治新技术更是充满好奇心和疑惑，常纠缠护士，凡事都要"打破砂锅问到底"。患者一方对疾病知识了解不多，对护理专业理论多是外行，所提问题常是护士眼中较零碎、简单、无关紧要的问题；作为内行的护士一方因司空见惯而习以为常，有时则不能设身处地体谅患者渴望康复的急切心情，对患者的反复提问缺乏耐心，或懒于解释或简单敷衍等，这也是引起护患冲突的常见原因。

5. 依赖与独立的冲突　此类冲突在患者的疾病恢复期发生较多。患者经过较长病程，已逐步适应患者的角色行为，有的甚至强化了患者角色，对医护人员的依赖显著增强。还有患者躯体已达到较完全康复，但是由于远离社会时间较长，出现了回归社会角色的心理障碍。此时，护士需积极行使帮助患者重建自信、增强独立意识，提高社会适应性的重要职责，促使患者获得心理、躯体同步康复的最适宜身心状态。在解决依赖与独立的矛盾中，要求护士应有较大耐心和正确引导，如若护士不能就此与患者充分沟通，其良苦用心不仅难被患者接受，反而可能会引起患者误解，难免会导致护患冲突。

6. 偏见与价值的冲突　由于患者来自社会各个层次，每个人对护士职业价值的认同总是受其自身社会、心理、文化等因素影响。有一些患者很少与护士交往，只根据道听途说片面地认识护士，甚至把对护士职业的社会偏见带入护患交往，言语中常流露对护士职业的曲解。而部分护士长期受职业价值困惑，再加上特别敏锐他人对护士职业的消极评价，就很容易与他人当面发生争执，从而导致护患冲突的发生。

7. 制度与己欲的冲突　医院为了更好地服务于患者，从而制定了各种管理制度，可是服务于患者的制度有时却难免与患者的个人愿望相冲突，例如医院的探视、陪护制度，常与某些患者及家人的意愿相抵触。护士作为医院管理制度的主要执行人，常常会成为患者不满的焦点。因此，护士易感到两头受压的苦恼，一方面是患者及家属不满、埋怨，另一面是管理者的严格要求、指责，情绪易激惹，如若没有很好控制情绪，有可能导致护患冲突的发生。

8. 质量与治疗的冲突　一般情况护理质量与实际疗效是统一的，护理质量高，实际疗效就好，反之亦然。但是在一些特殊情况下，如患者已经病入膏肓、误诊误治或漏诊漏治等，护理质量再好也达不到理想疗效，甚至患者病情每况愈下，在这种情况下，就容易产生护理质量与实际疗效的矛盾，此时有的患者就会责怪护士，使护士感到很委屈，如果护

扫码"学一学"

士不能理解患者的心情，宽容患者的责备，就容易产生护患冲突。护士应尽早找到护理疗效不理想的原因，护理工作不到之处，应改进和弥补。

第二节　护患冲突的处理

护患冲突是护患关系的杀手，护患冲突的发生有时会严重影响护理工作质量与患者的疾病康复。因此，每个护士都应具备防范护患冲突发生以及解决护患冲突的能力。护士作为护患关系的主导者，在工作中应该严格规范自身言行、设身处地体恤患者，尽量避免护患冲突，如发生冲突应运用护患冲突处理技巧与患者达到有效沟通，更好为患者服务。

一、护患冲突的防范和处理原则

1. 患者第一原则　护士应具有高尚的道德情操，要理解、尊重和关心患者，自觉维护患者的基本权益，并尽可能满足患者的合理要求，建立融洽的护患关系。当面对护患冲突的事件时，护士应该让自己镇静，再设法让患者控制情绪，等双方心平气和之后再以合情合理的方式解决问题。时刻记得把患者身心健康放在第一位。

2. 换位思考原则　护患沟通时，护士不能漠视患者的痛苦，应该站在患者的立场去思考问题，换位思考，将心比心，诚心诚意地表示理解患者的处境，让患者感觉到护士的诚意，得到关怀。

3. 倾听为主原则　当患者投诉，情绪不稳定时，护士应先了解事件发生全过程，耐心倾听患者内心的不满，才能发现实质性的原因。倾听时护士应与患者保持目光的接触，不要做出漠不关心或嘲笑的表情，并适当重复，确认患者提出的问题，避免与其发生误解。

知识拓展

说说"聽"字

倾听的"听"字在繁体中文里有一个"耳"字，这说明听是用耳朵去听；听字的下面还有一个"心"字，说明倾听时要用"心"去听；听字里还有个目字，说明在倾听别人说话时应看着别人的眼睛听；在"耳"旁还有一个"王"字，"王"字代表把说话的人当成帝王来对待。所以从"聽"字的结构可以看出，倾听不仅要用"耳""眼睛"，还要用"心"，要真诚地对待被倾听的对象。

4. 积极处理原则　面对冲突事件，护士应积极面对，根据情况付出行动，尽最大努力解决问题，如果不能立刻解决的，要告诉对方解决问题的方法、步骤，并和患者保持联系，一直到问题的解决。

5. 防微杜渐原则　日常要加强职业道德建设，加强业务学习和技能训练，加强责任心，重视患者投诉，尊重患者权利，增强法制观念，尽可能减少护患冲突事件的发生。如果发生，处理结束后，应详细记录，便于管理者检查。同时也可以成为日后工作的一面镜子，防微杜渐，不再出现相同的事件。

在遵循以上处理原则的基础上，积极争取与患者达成共识，将护患冲突从大到小、从小到无，尽量化解矛盾。

二、一般护患冲突的处理

1. 深呼吸法 护患发生冲突时护士最忌讳情绪激动、不冷静，此时护士可以采用深呼吸方法来控制自己激动的情绪，切不可用以牙还牙的办法回击患者，避免激化矛盾。

2. 换位思考法 从患者角度理解其不满，要耐心倾听、冷静应对，及时与患者进行有效的沟通。本着"以患者为中心"的服务理念，设身处地地站在患者的角度思考问题，找到发生护患冲突的根本原因。在不影响双方利益的基础上，有理有据地寻求解决冲突的办法。

3. 冷处理法 有时患者因受疾病折磨而导致情绪不稳定，难免会对护士发火，例如肝脏疾病患者、癌症患者等，护士宜采取冷处理方式，让患者宣泄其不良情绪，待患者冷静后，再耐心分析、解释其情绪不稳定的原因、后果，通常可有效避免同类冲突的再次发生。

4. 矛盾转移法 如若护患冲突事件的问题不是护士与患者之间的问题，只是患者把不满的情绪向外宣泄，护士此时切不可针锋相对，可以分散患者注意力，暂且将矛盾转移。事后积极帮助患者向相关人员反映，解决问题。

知识链接

矛盾转移小技巧

一天中午，有位患者将饭菜往小王护士旁重重一放，很生气地说："你们看看，这伙食这样清淡，是不是太差一点？弄得我一点食欲都没有了！"此时，小王护士没有针锋相对，而是巧妙地运用转移法，心平气和地说："对不起，这饭菜不合您的口味，我一定会与膳食科反映，让他们提高服务质量，在您的病情许可下，尽可能满足您的饮食需求。多谢您的宝贵意见！""那就麻烦王护士了"患者说完就回病房了。（王护士这种方法一方面让患者感觉受到尊重，另一方面也让患者感到自己迁怒护士是不对的，所以很快平和自己情绪回了病房。）

三、特殊护患冲突的处理

1. 当患者愤怒时 此时患者情绪最易激惹，护士应"以柔克刚"，不要被患者的过激言辞或行为激怒，要将患者的愤怒视为一种健康的心理反应，让患者充分发泄自己的情绪，切忌采取回击或指责性行为。护士要一边控制自己情绪一边还要安抚患者，例如，"您先别生气，相信一定会有好的解决方法的""生气不利于你身体的康复"。待对方冷静后，再找到问题所在，并采取有效措施，在不违反原则的前提下，尽量使患者满意；如果患者愤怒的情绪有增无减，此时可巧妙的求助其他同事，避免直接与患者接触，待患者情绪稳定后，再找机会与其真诚沟通。

2. 当患者不合作时 护士切忌一味指责患者或强制执行护理工作，有些问题可待患者情绪稳定后选择好的时机再进行交谈，例如：患者睡醒后或餐后。另外不同性格的患者可根据对患者的了解采取不同的方法，如果患者是直爽的人，不妨开门见山，直接提出疑问，"为什么你不想做胃镜检查呢？"患者会顺着话题说下去，也就可以找到症结所在，妥善解决。如果患者是沉静、敏感的人，护士要注意察言观色，循循善诱。

3. 当患者冷漠时 如果患者对护士态度很冷漠，交往缺乏主动性，首先不要急着下结论是患者有意和护士作对或不尊重护士，应该去了解患者冷漠的原因。第一种情况是：患者心不在焉，急着做别的事情，忽略了护士的存在，此时，护士可以说："您先忙，我等会再来！"暂时离开给患者留下私人空间；不过最好是能找到患者所遇到的问题，最大程度帮助患者解决所想的问题。第二种情况是：患者对护理人员的言行有意见，不愿意表达出来，只是用冷漠的方式表达不满。护士如果有所察觉，应该反省，主动关心、帮助患者，如果是患者误会护士，应即刻给予一些澄清；如果是护士做错了，对患者的批评应做出相应的接受，避免护患冲突产生。第三种情况：患者病情恶化或有其他严重顾虑时，其情绪会很低落，有的患者会沉默寡言，对护士的各种关心表现冷漠，不予理睬。护士应主动询问患者，同情、体贴患者，为其做好各项治疗和护理，操作尽可能集中，动作要轻柔。

4. 当患者故意为难时　护士一定要保护好自己，认真倾听的同时尽量用平和的口气回应，避免用批评、讽刺挖苦的言语和口气，防止冲突升级。

5. 当医闹行为扰乱医院正常秩序时　对于严重扰乱医院医疗秩序、伤害到人身及财产安全的医闹行为，立即报请辖区公安部门参与，按照治安条例给予处罚，必要时医院也可行法律诉讼以维护医院的合法权益，运用法律武器维护自身及患者的合法权益，维护医院的形象和利益。

总之，加强职业修养，全方位提高为患者服务的水平，正确处理或避免发生护患冲突，是护士优秀职业素养的体现，也是其高超人际沟通能力的展现。

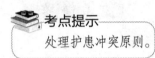
考点提示
处理护患冲突原则。

本章小结

护患冲突是指护患双方在医疗护理活动中，对治疗方案、医学伦理的认知、治疗效果等产生了分歧，从而引起双方情绪过激，产生了误解和矛盾，甚至上升到医疗纠纷的社会现象。本章主要介绍了引起护患冲突的原因以及护患冲突分类，然后介绍了处理护患冲突的基本原则与方法、技巧。护理人员应不断提高自身素质，以严谨的工作态度，精湛的护理技术，为患者提供优质服务，从而提高患者对护士的信任和满意度，避免或减少护患冲突的发生。

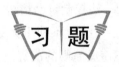
习　题

一、选择题

【A1/A2 题】

1. 一般情况下，护患关系发生冲突时，主要责任人是
   A. 医生　　　　B. 护士　　　　C. 患者　　　　D. 患者家属　　E. 护士与患者
2. 一般护患冲突的处理方法不包括
   A. 主动沟通　　　　　　　　B. 面对面协商
   C. 暂时妥协　　　　　　　　D. 回避患者的抱怨
   E. 医疗仲裁

3. 护士与哭闹谩骂的患者交流时，方法不正确是

A. 安慰并阻止患者哭泣   B. 待患者平静下来后再主动去了解

C. 鼓励其哭泣的原因说出来   D. 避免训斥、评论患者

E. 陪伴患者

4. 患者李女士，45岁，肺癌晚期，现心情沮丧，常暗自落泪，还经常出现拒绝治疗的行为。为避免护患冲突，护士应避免

A. 当拒绝治疗时直接告诉主管医生

B. 鼓励患者积极配合治疗

C. 认真倾听患者内心的感受

D. 及时满足患者的合理要求

E. 密切关注患者情绪变化，及时疏导

5. 患者王先生，68岁，诊断为"胃癌"，择日行胃根治性近端胃大部切除手术。术前护士查房时发现患者一人默默地对着窗外发呆、表情非常无助。经耐心询问，患者表示担心手术发生意外，非常恐惧。护士应采取的措施是

A. 告诉患者手术没有任何风险

B. 通知家属陪伴

C. 不需要任何措施

D. 指导患者放松，并请手术成功患者现身说法

E. 通知医生

6. 患者钱女士，72岁，退休工人，冠心病住院治疗，住院前三天与护士们相处很愉快，可是到了第三天，年轻的孙护士在为其进行静脉输液时，连续三次穿刺失败，换护士长后方成功，患者对孙护士非常不满意，从此，钱女士拒绝孙护士为其护理。问：这种护患关系发生冲突的主要因素是

A. 角色压力   B. 角色模糊   C. 责任不明   D. 信任危机   E. 理解差异

二、思考题

患者李某，45岁，以"高血压"收入院，当询问值班护士疾病相关知识时，护士因工作忙简单回答后即离开。李某因不满护士的回答与其发生冲突。

1. 引起护患冲突的常见原因有哪几种？

2. 此案例中护患冲突的原因是什么？护士应如何预防和解决此种护患冲突？

（黄安莉）

扫码"练一练"

第十三章 护理工作中的沟通艺术

 故事点睛

　　旁白：龙老太太，明晨将行胆囊切除术，术前要行留置导尿及健康教育，龙老太太非常担心明日的手术。

　　人物：由两名学生分别担任故事人物，进行即兴表演。

　　请问：

　　1. 作为责任护士你将如何对其进行有效的沟通？

　　2. 护士应如何提高沟通艺术，树立良好的职业形象？

　　护士与患者之间的沟通内容形式可分为治疗性沟通和非治疗性沟通。护患沟通大多属于治疗性沟通，能直接对患者的医疗过程产生影响。沟通需要因人而异，在不同的场景、面对形形色色的患者，护士应选择恰当的沟通技巧，这对消除患者的紧张、恐惧等不良情绪，帮助患者树立战胜疾病的信心起着十分重要的作用。同样的内容，经过不同的沟通艺术去表达，可能会形成截然不同的效果。因此，掌握好沟通艺术对护理工作的顺利开展非常必要。

第一节　治疗性沟通

扫码"学一学"

　　治疗性沟通是护患沟通的重点，随着护士角色功能的扩展以及整体护理的开展，治疗性沟通在临床护理工作中的作用越来越重要。在增强患者依从性、促进护患关系、提高患者满意度方面，治疗性沟通起到至关重要的作用。

一、治疗性沟通的概述

　　治疗性沟通是护患沟通的最主要形式，护士与患者在临床护理工作中不同场景下存在不同的沟通形式和内容。

（一）治疗性沟通的定义

国外学者定义治疗性沟通为护士结合沟通理论和专业知识以促进患者康复和自我实现

的过程，其目的是满足患者的需要，对其身心起到积极的治疗作用。概括地说，为解决患者的主要健康问题，围绕患者治疗所进行的一系列特定的沟通统称为治疗性沟通。治疗性沟通与一般性人际沟通的区别，见表13-1。

表13-1　治疗性沟通与一般性人际沟通的区别

项目	治疗性沟通	一般人际性沟通
目标	满足患者的需求	无特定目标
观念	护士接受患者的观念	观念一致
责任	护士负责导向	俩人共同负责
时间	此时此刻	现在、过去、将来
交谈焦点	护患双方均知道	不一定都知道
话题	与患者的健康相关	任意话题
情感运用	护士鼓励患者自我表露	因人而异，不固定
时间长短	根据目标情况而定	因人而异
结束	经过计划与讨论	没计划，没法预测

（二）治疗性沟通的主要特征

治疗性沟通在护患沟通中占主导地位，具有特殊性，护士针对患者个体的特征，制定符合患者需求、推动治疗顺利进行的沟通方案。治疗性沟通主要包含以下特征。

1. 有计划、有目的地引导或影响患者　治疗性沟通是以患者为中心，有计划、有目的的专业化行为。护士在治疗性沟通之前应拟定相应的沟通计划，制定本次沟通的目标，设计沟通的内容与步骤，选择时机、地点，与患者进行有目的、有原则、分层次的针对性的沟通。在治疗性沟通的过程中解决患者目前的问题，对影响患者的主要问题作更细致深入的了解，循序渐进，同时也为下一次沟通打下基础。在制定计划时，要从实际出发，全面准确收集患者的信息；在此基础上进行科学的分析，做出最适合患者的沟通方案。制定合理的沟通计划可更顺利开展沟通工作，更易达到沟通的目的。目标的制定需要根据实际条件和实施过程入手，量力而行；但也不能太简单，否则会失去执行沟通的动力，降低本次沟通的效力。

2. 以个案为中心，促进患者自我暴露　随着医学模式的转变及优质护理服务的提出，护理工作应全面了解患者的生理、心理、精神、文化及社会的全方位需要，将服务细节具体化、个性化到每一位患者身上。治疗性沟通与一般沟通不同，其目的是提供信息、情感支持、解决患者的健康问题，要达到这个目的的前提就是在沟通的过程中促进患者自我暴露，确保护士所收集的相关资料是全面准确的，能取得患者的充分信任，患者愿意表达内心的感受，患者能从不同的角度去看问题并能产生新的体验。针对患者的具体问题，制订切实可行的解决方案，确保护理工作的有序进行，实现以患者为中心的服务理念。

3. 内容与患者健康密切相关，有特定的主题　一般沟通的内容可涉及患者的许多方面，而治疗性沟通由于其专业性和目的性，沟通的内容主要是患者的目前健康问题，且每次沟通一般仅针对一个特定主题。如面对原发性高血压患者，沟通主题应围绕患者的饮食、运动、药物治疗等情况如何控制血压，若该患者情绪易激动，性格暴躁，沟通应围绕情绪疏导、心理护理方面进行。总之，治疗性沟通的内容与主题的计划和实施，需要根据患者现存的最主要的健康问题来制定，并随着患者的病情、心理等方面的改变而进行调整。

4. 专业性和工作性，时间与地点有限制　在治疗性沟通中，护士将提供医学专业范畴的信息，这些信息涉及自然科学、人文科学。护士作为护理服务的专业提供者，应使治疗性沟通工作对患者的治疗起到积极作用，促使患者康复。实施治疗性沟通时，应在患者存在健康问题、具备沟通能力的时候进行。沟通的时间可根据沟通内容及预计时间长短来确定，如指导术后患者如何有效咳嗽应在手术后立即进行，儿童的喂养知识可在生活护理的过程中同时进行，尿路结石患者的随访计划可在出院宣教时进行。一般来说，治疗性沟通的地点主要集中在各级各类医院的病房、心理咨询室、康复机构，如沟通内容涉及患者的隐私时，应选择在较为独立的空间，如独立的病房、治疗室等，以保护患者隐私。

5. 严谨正规，具有一定的道德和法律意义　护士对患者提供的信息必须严谨科学，语言措辞也应客观正规。如果护士在交谈中提供有偏差的信息，将误导患者，甚至影响治疗。严谨正规的交谈方式有利于增强患者对护士的信任，便于护士对患者的身体及心理健康状况做出准确的判断。在沟通过程中，护患双方地位平等，护士与患者之间应做到相互尊重。同时，护士有义务维护患者的隐私权。必要时，护患双方在交谈前签订保密协议，让患者的资料信息受到法律保护。

二、治疗性沟通的类型及影响因素

根据患者的参与度将治疗性沟通分为指导性沟通和非指导性沟通，具体实施受多种因素的影响。

（一）治疗性沟通的类型

1. 指导性沟通　指导性沟通是由护士（指导者）向患者（被指导者）指出问题发生的原因、现状，针对患者目前的健康问题，提出积极方案，患者接受信息后执行。指导性沟通可发挥出护士的专业特长，但同时也要求护士要具备观察能力和解决问题的能力。例如，对肝硬化的患者进行饮食指导时，护士就需要根据患者的血氨升高情况，限制或禁止蛋白质摄入，并向患者详细解释如何执行，以减少氨的产生。

指导性沟通要求护士具有较高的专业素养，全面了解患者情况，综合分析问题。在指导性沟通中护士与患者用于协调和磋商的时间较少，护患之间交谈进程简易快速，较节约时间。在指导性沟通中，护士主动承担查找问题、提出解决问题方案的责任，护士处于主动地位，患者配合执行，此种方式不利于调动患者的主动性，护患之间互动性较差。

2. 非指导性沟通　非指导性沟通是在认定患者有解决自身健康问题的能力或潜能的基础上，充分调动患者积极参与到治疗和护理中，自觉改变对自身健康不利的行为和生活方式，促进健康。患者在非指导性沟通中主动参与到护理活动中，与护士共同制定方案与决策且积极实施，并在此过程中主动寻找有利于健康的新对策。如对糖尿病患者，可根据其生活习惯与患者共同商讨制定饮食计划与运动方案。

由于最终的方案与决策是患者与护士双方商讨后共同制定，患者更能体会到受尊重、被认可；在沟通中双方彼此了解，更有利于建立良好护患关系。但非指导性沟通需要护患双方在相对稳定安静的环境中进行，需要耗费较长时间，在护理工作繁忙、病情危急的情况下不适合采用。

根据指导性沟通与非指导性沟通各自的特点，护士应根据具体情况灵活选用，并尽可能尊重患者的需求。那些较为灵活、可商榷或涉及患者隐私的问题，选用非指导性沟通较为合适。对于一些常规护理操作，如用药方式与剂量、护理操作中需要患者配合的沟通，应尽量选用指导性沟通。

（二）治疗性沟通的影响因素

治疗性沟通由护士与患者共同完成，在临床护理中主要受到护士的专业素质和沟通技巧水平以及患者的身心状况、社会文化等的影响。

1. 护士的专业素质　治疗性沟通的内容往往属于护理专业知识范畴，要正确回答、解释患者提出的有关健康问题，护士必须具备扎实的专业知识，树立护士的专业形象，提升患者对护士的信任度。同时，护士应掌握相关的人文科学知识，如心理学、社会学、伦理学等，更好地把握沟通内容的方向及深度。如果护士没有足够的专业知识储备，不能及时准确回答患者提出的疑问时，会导致患者对护士的信任度降低，影响护理工作的顺利实施。

2. 传统医学模式的影响　传统医学模式以疾病为中心，一切医疗护理行为都着眼于疾病，忽视人的整体性，护理工作是被动执行医嘱和各项护理操作，对沟通的重要性认识不够，解释说明不够充分，造成患者的不理解、配合性差。随着生理－心理－社会医学模式的不断深化，护士正逐步转变"重生理、轻心理"的传统意识，重视患者的心理需求，强调与患者的沟通技巧。但护患沟通技巧的掌握是一个循序渐进的过程，需要长时间的探索与积累。

3. 护士的沟通技巧　治疗性沟通应根据患者的具体情况选择在信息的传输过程中相应的沟通方式和语言技巧。在临床工作中，如果护士在实施护理操作时对患者的解释说明不到位，患者可能无法理解和配合护理操作，因而影响到护理效果。因此，护士需要掌握沟通技巧，选择恰当的方式、合适的时机将信息准确地传达给患者。沟通时应注意避免说教、虚假的安慰或保证，以及不适当地隐瞒病情等。在转换话题时应逐步过渡，如护士为高血压患者进行晨间护理时，可以询问患者的饮食和睡眠，告知监测血压的时间，这比单纯只讲述高血压的健康知识效果更好。

4. 患者的个性与文化层次差异　患者的个性与文化层次各有不同，相同的沟通内容与方式不一定适用于同一病种的患者，若护士忽视患者的个性及文化特征，交谈就会受到阻碍。此外，语种和语言习惯的差异也会影响交谈。在交谈时应尽量选用易于患者理解的语言。如询问高血压患者的饮食情况，对文化层次较高的居民可以说："您每天食物中的盐含量高不高？有没有偏爱高脂类食物？"而对文化层次较低的居民则可以说："吃菜是不是吃得比较咸？喜不喜欢吃肥肉、动物内脏？"这样患者能更好地理解问题。

5. 护士的沟通教育　随着优质护理的广泛开展，沟通教育在护理工作的重要性日益突出，沟通能力的培养也愈加重要。我国的早期护理教育中沟通课程未得到重视，直到1994年才在本科生中开设沟通课程，1997年才将沟通技巧纳入护理中等教育课程中，对于沟通技巧的描述比较局限。在实际教学中，护理教师往往重视护生操作技能的熟练性，忽视护生的沟通能力培养，护生缺乏治疗性沟通能力训练的意识。目前多数学校已开设护理人际沟通课程，但其讲授大都局限于书本理论，缺乏实践体会，加之护生的性格多样，难以做到沟通教育的具体化与个性化，导致部分护生到临床后难以将理论真正转化到实践中，治疗性沟通技巧在临床应用中受到限制。

三、治疗性沟通的步骤

治疗性沟通一般分为四个阶段：准备与计划阶段、沟通开始阶段、沟通进行阶段、沟通结束阶段。

（一）准备与计划阶段

1. 护士的准备 护士应在沟通之前了解患者的一般社会情况，如姓名、性别、年龄、文化程度等，掌握患者的病情和诊疗情况、治疗与护理计划，确立沟通的目的，即为什么要进行沟通，需要完成什么任务，预计沟通所需要的时间。另外，还需考虑交谈中可能出现的问题，拟出应对措施和沟通技巧，以确保交谈顺利进行。

沟通前护士需做好身体与心理上的准备，衣着整齐端庄，态度亲切和蔼，举止言谈得体，给患者以信任感。正式交谈前最好以书面的形式拟定交谈的目标，根据目标列出提纲，列出需要询问的问题或准备说明的情况，问题应循序渐进，引导患者将交谈内容集中在主要问题上，护患双方共同完成交谈任务。

2. 患者的准备 交谈前应先询问患者是否需要排便，有无特殊不适，观察患者情绪是否稳定。

3. 环境的准备 治疗性沟通的环境应安静、舒适，防止患者注意力受到影响，如关掉电视机和收音机，交谈期间谢绝外来人员探访。若交谈或操作内容可能涉及患者隐私，交谈场地应安排在独立房间。

（二）沟通开始阶段

初次交谈时护士应先自我介绍，根据年龄礼貌称呼对方。交谈内容可从基本的关怀开始，如："您在我院感觉舒适吗？""您今天感觉如何？"然后告知患者本次沟通的目的和大概所需的时间，随后转入交谈主题。若为操作性沟通，应详细交代本次操作的目的、方法、操作过程中可能出现的感觉、患者应如何配合等，征得患者同意。

（三）沟通进行阶段

进入交谈的主题内容后，尤其对于非指导性沟通，护士运用恰当的沟通技巧，鼓励患者说话，交谈时应把握时间，引导患者围绕事先准备的问题进行回答。

操作过程中，护士教会患者配合的方法，询问患者感受，最大限度地减轻患者的不适，密切观察患者的表情，根据患者的反应做出适当的调整。若患者紧张、焦虑时，使用安慰性语言帮助患者转移注意力，增强患者战胜疾病的信心。

（四）沟通结束阶段

沟通的内容和时间须按预定计划结束，拖延时间可能影响护士完成其他工作，或影响患者的其他活动实施。

操作结束后需要亲切询问患者的感受，交代需要注意的问题，观察是否达到预计的效果，对患者的支持与配合表示感谢。沟通结束后应询问患者是否还有需要补充的问题，但不包括除交谈主题外的新问题，若患者提出新内容，可另约时间沟通。最后总结本次交谈的内容，强调重要内容。

考点提示

治疗性沟通的四个阶段。

第二节　护理实践中的沟通艺术

扫码"学一学"

随着社会的进步，人的价值、健康和生命质量受到全社会的广泛关注，人们对护理服务质量提出了更高的要求。作为一名现代护士，除应具备扎实的理论基础、娴熟的技术以外，还应注重培养良好的沟通技巧，通过有效沟通更好实施护理措施，顺利达到预期的护理目标。

一、护理操作中的沟通艺术

医院是医护人员工作的主要场所，护士的服务对象是患者，他们的心理状态、生理状况、服务需要与普通人有着较大差异。在为患者进行护理操作时，护士应本着整体护理的理念，运用沟通策略，准确、有效地进行护患沟通，不仅有利于患者以最佳状态接受治疗护理，也有利于医院整体服务质量的提高，同时还可以保障护士自身的安全。

（一）操作前，核对解释

患者因疾病痛苦，加上对医院环境陌生，医院制度的约束，使患者情绪焦虑，渴望得到医务人员专业的诊疗、耐心的解释和细致的指导。护士常常是接待患者的第一人，护士的一言一行直接影响着患者的情绪，在操作开始前，护士亲切的表情，得体的举止将给患者带来信心，带来温暖。

1. 亲切交谈，解除顾虑　众所周知，临床护理工作中的大部分操作将给患者带来一些不舒适的反应，尤其是一些侵入性的操作，如鼻饲、注射、吸痰等。护士在操作开始前应针对每个患者的具体情况进行评估，与患者亲切交谈，解释本次操作的目的、患者应做的准备，简单介绍操作方法和在操作过程中可能产生的感觉及需要配合的事项。真诚地做出尽量减少患者不适的承诺，让患者安心接受护理。

2. 认真核对，杜绝差错　三查八对制度是护士在药物治疗中必须严格遵守的操作规程之一，准确、细致的核对是护理工作的开始，也是保证护理工作安全的生命线。在护理操作前，护士应认真核对床号、姓名、药名、操作项目名称等基本内容，依照患者的实际情况，护士用浅显易懂的语言进行合理说明，取得患者的支持和配合。

（二）操作中，恰当指导

1. 操作规范，技术娴熟　护士对患者实施治疗护理的过程中，要严格遵守各项操作规程，对患者的配合及时给予鼓励，这样即可减轻患者的心理负担，也能减少护士的操作难度，从而提高护理质量和服务满意度。如遇操作失误，应及时诚恳地向患者表达歉意，以取得患者的谅解和合作。

2. 真诚沟通，关心体贴　患者在面临护理操作时的身心反应是变化的，即使部分患者操作初期表现镇静，也不应忽视其心理变化。提前告知患者即将承受治疗带来的痛苦或其他不良刺激，将有效避免患者产生恐惧、焦虑等负面心理状态，对顺利完成操作意义重大。

（三）操作后，耐心嘱咐

1. 诚恳致谢　操作结束后对患者的配合表达感谢，真诚、耐心询问患者感受，如遇患者有疑虑时，应给予合理解释、安慰、鼓励患者，帮助患者树立战胜疾病的信心。

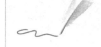

2. 细心嘱咐　操作结束后应再次进行核对，嘱咐患者操作后的注意事项，了解是否达到预期效果，对操作所带来的不适，进行恰当说明。收集患者的反馈意见，在不违反护理原则和医院规章制度的前提下，尽可能满足患者的需要。

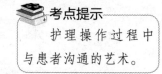

考点提示

　护理操作过程中与患者沟通的艺术。

二、护理健康教育中的沟通艺术

健康教育的核心是教育人们树立健康意识、促使人们改变不健康的行为生活方式，养成良好的行为生活方式，以降低或消除影响健康的危险因素。在健康教育中，护士应运用良好的沟通技巧获取患者全面信息，确定患者的健康问题及需要，提高健康教育的效率和质量。

知识拓展

表13-2　健康教育与卫生宣教的区别

	健康教育	卫生宣教
目的	建立健康行为	普及卫生知识
教育方法	双向交流计划、实施、评价	单向交流灌输
相关知识	医学、预防医学、教育学、行为学、心理学	医学、预防医学
患者角色	接收者、执行者、评价者	接受者
护士角色	计划者、指导者、传授者	传授者

（一）急诊护士健康教育中的沟通艺术

急诊患者的特点是起病急，病情重，生命常受到威胁。急诊科的护士处于随时待命的紧张状态，护士关注的往往是如何挽救患者的生命而忽略了对急诊患者的健康教育。针对急诊患者的心理特点如焦虑、恐惧、无助、绝望，易激惹等，护士在进行健康教育时，首先，应注重心理支持，热情接待患者和家属，在条件许可的情况下介绍医护人员及医院环境，对于患者及家属的问题给予耐心解答，以良好的职业形象赢得患者及家属的信赖；其次，护士积极配合抢救时，同时给予患者及家属必要的、适当的安慰或解释，语言表达果断流畅。对待需要急诊辅助检查的患者，简单扼要介绍检查的意义、检查前的准备工作等。执行药物治疗时则应向患者讲解药物的作用、目的及注意事项；最后，应结合患者病情和急需解决的问题进行健康教育，如疑似颈椎损伤的患者，应避免随意移动，暂时禁止下床活动，如需翻身应采用轴线翻身法。通过有针对性的健康教育，重视与患者接触的每一个机会，这是急诊护士开展健康教育的特点。

（二）监护室护士健康教育中的沟通艺术

重症监护室（ICU）是医院危重患者集中救治的中心，患者不仅在身体上处于危急状态，精神上也承受巨大压力。对ICU患者进行全方位、系统的健康教育，对减少并发症、降低死亡率、促进康复，提高病床周转率有重要意义。

1. 意识模糊患者的健康教育　患者意识模糊时，护士可采用非语言性沟通的方式，如触摸患者的额头、握手，帮助患者整理床单位等，表达护士对患者的关爱。

2. 神志清醒患者的健康教育 重症患者意识清醒后，面对 ICU 的多种监护仪器、治疗设备、身上安置的治疗管道以及周围环境，容易产生恐惧和焦虑。护士应告知患者必要的基本情况，安置管道的临床意义以及置管引起的不适及拔管的指征，增强患者战胜疾病的信心，让患者在无亲人陪伴时感觉到安全，消除恐惧焦虑，早日康复。

3. 暂时丧失表达功能患者的健康教育 由于疾病或气管插管的患者暂时无法用语言表达，护士可以通过手写板，或简单的纸和笔与患者沟通。对于无法写字的患者，教会患者替代语言的常用手势等方法，告知患者目前的情况，消除其紧张不安。

（三）门诊护士健康教育中的沟通艺术

门诊是医院内患者较为集中的场所，门诊患者流动性大，环境嘈杂，且病种复杂，开展健康教育有一定难度。候诊期间是健康教育的最佳时间，护士应主动热情、态度和蔼、语言亲切，为广大患者讲解常见病、多发病以及有关专科疾病的一般知识，根据患者对宣教内容的反馈，结合患者的职业、文化、生活方式、疾病程度、知识掌握情况、自身经验、健康教育的接受愿望等，针对性地个别指导。对于专科门诊，利用候诊大厅的电视、电脑等现代信息化教育手法，进行疾病防治知识、良好饮食习惯、生活方式的健康教育。

（四）手术室护士健康教育中的沟通艺术

手术是外科患者的主要治疗手段，手术治疗既是一个治疗过程，又是一个创伤过程。为了减轻手术患者的恐惧与不安，对手术患者进行术前、术中和术后健康教育，有利于降低手术风险，提高手术效果。

1. 术前健康教育 手术室护士在接到手术通知后，一般应在术前 1 天到病房探访手术患者，对患者及家属进行健康宣教。护士在访视前应仔细查阅患者病历，熟悉患者病情，先自我介绍，告知手术室的环境、注意事项等，术前尽量排空大小便。对于女性患者应询问月经情况。对患者和家属提出的疑问及时回答，减轻患者及家属的恐惧，使患者树立信心，安心接受手术。

2. 术中不同阶段的健康教育

（1）进入手术室教育 当患者离开亲人进入手术室时，易产生紧张、孤独等心理。此时，护士应热情接待患者，协助患者去除头饰、手表及贵重等物品交由家属保管，陪伴患者进入手术间，简要介绍手术过程，在条件许可的情况下播放轻音乐帮助患者放松。

（2）麻醉前教育 指导患者采取腰麻或硬膜外麻醉等相应体位，并给予恰当防护，介绍麻醉的有关知识，以减轻患者紧张心理。

（3）术中教育 手术过程中及时解答患者疑问，如需在手术中使用电刀、电钻，约束带等设备，提前告知患者可能带来的不适感，分散患者注意力，适当轻抚患者肢体，以示鼓励，使之感到受重视、被关心，有安全感。手术室医护人员语言应谨慎，不要使用易引起患者误会的语言，也不要在患者面前露出无奈、惊讶、惶恐，以免给患者带来不良心理暗示。

3. 术后健康教育 术后健康教育一方面要主动告知患者及家属手术效果，特别是对于预后欠佳的疾病；另一方面告知注意事项，如全麻和硬膜外麻醉术后的患者，应去枕平卧

6~8小时；如使用镇痛泵的患者，应指导其如何使用等。

护理是一门艺术，每一位护士的爱心是构筑的基石，面对患者，护士应当满怀信心，让良好沟通成为构建新型护患关系的桥梁。

（五）儿科护士健康教育中的沟通艺术

儿童对护士的恐惧是十分普遍的现象，儿童的语言理解能力也各有不同，对其进行健康教育所采取的方法也不尽相同。因此，护士与患儿交流时要面带微笑、声音柔和、亲热地称呼孩子的名字，通过触摸等非语言沟通的技巧使患儿感到亲切。

（六）产科护士健康教育中的沟通艺术

分娩前后是每个育龄期女性的一个特殊生理时期，产妇的生理和心理会发生巨大变化。此期健康教育的重点是身体的变化以及如何预防并发症，帮助产妇顺利度过妊娠期。

1. 产前说明　护士应以饱满、愉悦的情绪接待产妇入院，介绍医院的环境及相关制度，消除产妇的陌生心理，根据产妇文化程度、性格特征、心理承受能力和需求等有针对性的指导，如宫缩时疼痛的特点及应对方法，鼓励产妇充满信心，迎接新生命。对于有并发症的产妇，以温和的语言耐心解释，做到有问必答，使产妇主动接受治疗。

2. 产中指导　规律宫缩开始后，产妇常产生恐惧感和无助感。此时可在宫缩间歇期讲解分娩知识，进行导乐式分娩，告知分娩时注意什么、如何配合，如条件允许可让产妇家人在旁陪伴，减轻产妇紧张感。在分娩过程中一直鼓励产妇，如"配合得很好，您真了不起"，同时指导呼吸配合方法。

3. 产后教育　教会产妇分娩后观察恶露及大小便情况，告知产褥期的临床表现、膳食营养以及母乳喂养的注意事项，做好出院准备。对于需行剖宫产的产妇，应指导她们做好术前准备、手术及术后的相关注意事项。

护理是一门艺术，运用沟通技巧能使护士与患者真诚交往及做好整体护理，护患双方共同努力达到预期的目标，促进患者早日康复。

本章小结

治疗性沟通是沟通在护理实践中的具体应用，其目的在于帮助服务对象进行身心调适，由非健康状态向健康的方向发展。根据患者的参与度分为指导性沟通和非指导性沟通，具体实施受多种因素的影响。治疗性沟通一般分为四个阶段：准备与计划阶段、沟通开始阶段、沟通进行阶段、沟通结束阶段。特别要注意护理操作以及健康教育的沟通艺术，护理操作的沟通艺术主要是操作前要核对解释、操作中要恰当指导、操作后要耐心嘱咐。健康教育促使人们改变不健康的行为生活方式，降低或消除影响健康的危险因素。在健康教育中，良好的沟通技巧能获取患者全面信息，确定患者的健康问题及需求，提高健康教育的效率和质量。

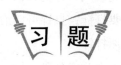

一、选择题

【A1/A2 型题】

1. 治疗性沟通的特点不包含
   A. 以患者为中心
   B. 以医学知识为范畴
   C. 围绕一个主题
   D. 促进护士的自我暴露
   E. 计划性与目的性

2. 影响治疗性沟通的因素不包含
   A. 护士的专业素质
   B. 患者对健康知识的了解
   C. 文化差异
   D. 护士的沟通技巧
   E. 患者的知识水平

3. 下列哪项属于治疗性沟通
   A. 介绍病室环境
   B. 了解患者家庭背景
   C. 术前健康宣教
   D. 安慰临终患者家属
   E. 介绍患者互相认识

4. 在治疗性沟通的交谈阶段，护士提问题时应注意的是
   A. 最好一次把所有的问题都提出
   B. 问题要符合患者的职业、年龄和文化程度
   C. 为准确表达，应多使用专业术语
   D. 为了简洁，尽可能使用医学名词的简称或英文缩写
   E. 只能使用闭合式提问

5. 在治疗性沟通的影响因素中，不属于护士因素的是
   A. 专业知识　　B. 沟通技巧　　C. 职业情感　　D. 疾病程度　　E. 专业技能

6. 对治疗性沟通的描述正确的是
   A. 以护士为中心
   B. 沟通不需要护患双方的自我暴露
   C. 围绕患者的健康问题展开
   D. 事先无明确的沟通目标和目的
   E. 沟通的发生以人的意志为转移

7. 史某，男，60 岁，因肾结石入院，拟明晨 10 时行经皮肾镜碎石术，符合术中教育的内容有
   A. "哎呀，出血了"
   B. "快点，完了我还有事呢"
   C. "别乱动，不然出问题我可不负责"
   D. "糟糕，怎么会这样"
   E. "您别紧张，手术马上结束了"

8. 患儿，杨某，男，4 岁，在与患儿沟通中以下哪项情境能促进沟通的效果

A. "好好听话，不然针断在屁股里，你们自己负责"

B. "宝宝你现在生病了，需要打针，打针可以治病，相信你是勇敢的男子汉"

C. "再不听话就让医生来给你打针"

D. "不要乱动，再动我就把你送公安局"

E. "你是最不听话的小朋友"

二、思考题

患者吴某，男，41岁，因胃息肉住院治疗，某日上午在胃镜下做了微创手术，手术顺利。回病房后当晚参加聚会，喜吃辛辣食物。半夜，患者呕血，行胃镜下再次急诊处理。事后，患者以医院未尽告知事宜投诉，而院方却说已经告知胃镜下微创治疗的相关注意事项。请评析事件发生的原因，在今后的工作中应该如何避免和预防。

（邓小良）

扫码"练一练"

实　训

实训项目一　护士仪表礼仪训练

【目的】

1. 能掌握整理护士职业发型的要求和方法。

2. 能够掌握护士职业妆的化妆方法。

3. 能在工作中正确穿护士服，戴护士帽或圆帽。

4. 能熟练应用护士仪表礼仪塑造良好的护士职业形象。

【学时】

2 学时。

【准备】

1. 用物准备　镜子、梳子、皮筋、职业发网、洗面奶、润肤霜、粉底液、眉笔、眼线笔、腮红、唇膏、护士服、燕帽、圆帽，发卡 2 个。

2. 环境准备　护理礼仪与形体实训室。

3. 师生准备　熟悉护士仪容礼仪、服饰礼仪相关理论知识。

【教师示教】

可让一位同学做模特，教师进行集中示教。

1. 护士职业发型整理

女护士职业发型：头发前不遮眉，侧不掩耳，后不过衣领，短发不超过耳下 3cm；长发盘于枕后或戴职业发网。

男护士职业发型：前发不覆额，侧发不掩耳；后发不触衣领，不留鬓角，不留长发。

2. 护士工作妆的化妆步骤和方法　通过教师示教逐步讲解化妆步骤和方法。

（1）洁面　先用温水打湿面部，取适量的洁面乳在脸部轻轻按摩，然后用清水冲洗干净。

（2）润肤　取适量的化妆水涂在脸上，轻轻拍打使其充分渗透吸收，然后将护肤霜或润肤液均匀涂抹于肌肤上，均匀拍拭。

（3）粉底　用手指沾取少量粉底液，分别点在额头、鼻梁、脸颊、下巴等处，用拍按手法涂抹均匀；如果用粉饼，将粉扑均匀地扑在脸上即可。

（4）画眉　画眉时应突出眉头、眉峰、眉尾的位置，按照"从粗到细，从淡到浓"的原则，眉头应画粗、画淡，眉峰最高，眉尾最细，从眉头到眉尾从下到上，从内到外依次描画。

（5）眼妆　眼部化妆主要包括画眼线、涂眼影和涂染睫毛。①画上眼线时要先从内眼角画起，贴着睫毛根部一直画到眼角，线条由细到粗，眼尾处略向上扬；画下眼线时则从眼尾画向眼睑中部，由粗到淡只画 1/3 的下眼线。②用眼影刷将眼影沿着睫毛边缘从眼尾向眼头方向晕染。③先用睫毛夹夹卷睫毛使其上翘，再用睫毛刷将适量睫毛膏从上眼睑的睫毛根部向睫毛梢纵向涂染，下眼睑睫毛则横向进行涂染。

（6）腮红　选择适合自己肤色的腮红，对着镜子微笑，在颧骨的部位从下向外上方晕染腮红。

（7）唇妆　护士应选用色彩淡而自然的唇膏或唇彩，可先用唇线笔画出唇的轮廓，再涂上唇膏。

3. 护士着装的具体要求

（1）穿护士服　大小合体，长短适宜，宽松适度，腰带平整，衣扣、袖扣全部扣整齐。

（2）戴燕帽　燕帽轻扣在头顶，戴正戴稳，高低适中，前后适宜，帽子前沿距发际线4～5cm，帽后须用发卡固定。

（3）戴圆帽　头发全部放在圆帽内，前不露刘海，后不露发际，帽子边缘平整，圆帽缝线要放于脑后面。

【学生练习】

分组练习：学生2人一组进行练习。

1. 护士职业发型整理。

2. 护士工作妆化妆的基本步骤和方法。

3. 女生练习穿护士服、戴燕帽。

4. 男生练习穿护士服、戴圆帽。

【学生展示】

分组展示：学生6～8人一组，集体展示护士仪容和服饰礼仪。

【评价】

1. 能力目标评价　是否掌握护士职业发型整理、护士职业妆的化妆方法，护士着装是否符合规范要求。

2. 人文目标评价　是否认识理解规范护士仪容仪表的重要性，在护理工作中努力塑造良好的"白衣天使"形象。

（李大立）

实训项目二　护士举止礼仪训练

【目的】

1. 能在工作中运用规范的站姿、坐姿、行姿、蹲姿、手姿。

2. 能在工作中正确推治疗车、端治疗盘、持病历夹。

【学时】

6学时。

【准备】

1. 用物准备　椅子、治疗车、病历夹。

2. 环境准备　形体训练房。

3. 师生准备　衣帽整齐，头发符合要求。

【教师示教】

1. 手姿训练

（1）垂放　双手自然下垂，掌心向内，分别贴放于大腿两侧；也可以双手自然下垂，掌心向内，叠放或相握于腹前。

（2）背手　双臂伸到身后，双手相握，同时昂首挺胸。该手势既可显示权威自信，又可镇定自我。

（3）持物　持物要做到动作自然，五指并拢，用力均匀。

（4）鼓掌　右手掌心朝下，有节奏的拍击掌心向上的左手。

（5）夸奖　用来对他人赞赏的手势。伸出右手，翘起拇指，指尖向上，指腹面向被表扬者，其余手指并拢屈曲。

（6）指示　以右手或左手抬至一定高度，四指并拢，拇指自然张开，掌心向上，以其肘部为轴，朝向目标伸出手臂。注意掌心向上，以表示谦逊、诚恳之意。

2. 站姿训练

（1）靠墙训练　两脚并拢，背部靠墙。后脑、肩、臀、小腿、足跟均能与墙壁紧密接触，两臂下垂，掌心向内贴于墙面。

（2）靠背训练　两人一组，背靠背站立，后脑、肩、臀小腿及足跟均能彼此紧密接触。为了加强训练效果，可在肩部、小腿部各放一张纸片，在练习过程中，夹紧纸片，不让纸片掉下。

（3）对镜训练　练习者面对镜面站立，检查自己的站姿及整体形象。练习者应关注自己是否有歪头、斜肩、含胸、驼背、弯腿等现象。如发现不良站姿应及时调整。

3. 坐姿训练　遵循左进左出的原则。

（1）落座训练　①在站姿的基础上，立于椅子前，身体距椅子 15～20cm。②右脚后退半步，小腿轻触椅子，两脚前后分开。注意不可回头或低头寻找椅子。③保持身体自然、挺直，将平护士服或裙摆，轻稳落座。④女士上半身保持直立，两腿并拢就座，双手轻握置于一侧大腿上。男士入座后，两腿可分开，但不可超过肩宽。

（2）离座训练　①在标准坐姿基础上，将一腿后撤半步，小腿轻触座椅。②身体起立。③向左转身，保持身体平衡，轻稳起身离座。

4. 行姿训练　行走时，抬头挺胸，双眼平视，头部端正，挺胸收腹，身体重心落于两脚之间。在行进中，重心交替落于两脚。自始至终，两脚行走的轨迹大致呈一直线。行进中，脚尖始终向前，不要向内或向外。步幅适中，两臂自然摆动。

5. 蹲姿训练

（1）蹲姿训练　在站姿基础上，右脚后退半步，上半身保持直立，着裙装应理顺裙摆；下蹲时，两腿紧靠，左脚完全掌着地，右脚跟提起，屈膝，降低身体重心。

（2）下蹲拾物训练　在蹲姿基础上，左手放在左膝部，右手拾物站起，右脚向前迈半步，然后行走。

6. 持病历夹　用手掌握病历夹的边缘中上部，放在前臂内侧，持物手靠近腰部，病历夹的上边缘略内收。另一只手自然下垂或者轻托病历夹的下方。

7. 端治疗盘　身体站直,双眼平视,挺胸收腹,双手握于方盘两侧,前臂与上臂成90°,拇指扶住治疗盘中间的两侧,手掌和其余四指托住治疗盘的底部,与手臂一起用力。

8. 推治疗车　护士位于没护栏的一侧,抬头、面向前方,双眼平视,保持上身直立,腰部挺直避免弯曲,双臂均匀用力,重心集中于前臂。

【学生展示】

经过一段时间训练后,学生分组进行各种姿势的展示,在此过程,指出不足,加以纠正或加强训练。

【评价】

1. 能力目标评价　是否掌握护士基本举止;基本举止应用是否规范。

2. 人文目标评价　是否认识理解规范护士行为举止的作用,为以后护理工作中彰显护士良好的素质和职业特点打下基础。

(刘淑霞)

实训项目三　护士工作礼仪训练

【目的】

1. 能根据不同的护理岗位要求正确运用护士工作礼仪。

2. 能学会礼待患者,取得患者的配合和理解,做一名合格的现代文明护士。

【学时】

2学时。

【准备】

1. 用物准备　体温计、病历夹、止血带。

2. 环境准备　模拟病房、护理实训室。

3. 师生准备

(1) 衣帽整齐,头发符合要求。

(2) 熟悉门诊、急诊、病房、手术室护理礼仪要求和内容。

(3) 角色扮演　学生课前分组准备,设计场景、编排角色和内容。

(4) 模拟案例　提倡学生将本章所涉及的内容自己设计案例。

【教师示教】

教师对案例内容进行分析讲解,指导一组学生进行模拟情景练习。

【学生展示】

学生分组练习,分别扮演患者和护士,通过具体的行为、将所学的护理工作礼仪展现出来。训练后,任选两组进行展示,师生共同评价。

案例1

患者李玲,女,18岁,学生,因急性阑尾炎门诊就诊后入外科病房,择期进行手术。

1. 门诊护士甲看到李玲由家属搀扶行走缓慢，病情痛苦，立即安排患者提前就诊。

2. 住院处护士乙电话通知外科病房收新住院患者，并护送李玲入病房。

3. 病房办公室护士丙接待李玲及其家属。

4. 责任护士丁接待李玲及其家属。

5. 手术室护士为李玲做术前疏导解释工作。

6. 患者病愈出院、责任护士丁为其做出院指导，送别。

案例 2

在某内科病房，护士晚上接班后巡视病房。22 床肺部感染患者发热，需要测量体温和脉搏，并通知医生。

护士：您好！我是护士小许，今天晚上我值班，现在来看看您，感觉怎么样呢？

患者：下午刚输完液，现在感觉胸闷、胸痛、咳嗽、咳痰。

护士：哦，胸痛、咳嗽比之前有好转吗？

患者：和昨天相比，胸痛、咳嗽都减轻了很多。

护士：咳出的是什么样的痰呢？痰量多吗？

患者：是白色稀薄泡沫痰，和前两天相比，痰量少了很多。

护士：前两天您咳出的是什么痰呢？

患者：是黄色浓稠痰。

护士：您现在还有其他不舒服吗？

患者：没有。

护士：从你现在的症状看，你的病情减轻了很多。您现在还有什么需要帮忙的吗？

患者：没有了。

护士：晚上如有什么事，请按呼叫器。我会马上来看您的。

患者：好的，谢谢！

患者呼叫器铃声响，护士及时来到床边并亲切询问：请问，您有什么需要帮忙吗？

患者：我感觉很不舒服，有些发热？

护士：我给你测量一下体温（护士将体温计放入患者腋下）。请伸出您的手，我给您数一下脉搏（患者伸出手，护士测量脉搏）。护士取出体温计查看。您的体温有点高，现在是 39.5℃，脉搏也很快。别着急，我通知医生，马上来看您，请稍等。

患者：好的，谢谢！

护士：请放心，我们会随时观察您的病情变化，及时为您处理的。您有什么需要尽管说，我会尽力帮助您的。

【评价】

1. 能力目标评价 小组成员之间是否主动配合、协作；是否掌握护理工作礼仪要求和内容，应用是否规范。

2. 人文目标评价 护生着装、言谈、举止是否恰当，对患者是否尊重、体贴，是否能及时满足患者需要。

（杨天琼）

实训项目四　护士交往礼仪训练

【目的】

1. 学会根据场景与交往对象选择应用合适的介绍礼仪、电话礼仪。

2. 正确应用握手礼、鞠躬礼。

3. 模拟工作环境，探讨与患者、其他医务工作者交流的技巧。

【学时】

2 学时。

【准备】

1. 用物准备　名片、椅子、治疗车、病历夹。

2. 环境准备　模拟生活区域、模拟病房环境。

3. 师生准备

（1）教师设置场景案例。

• 来到新的学校、新的班集体中，很想认识新的老师和同学，请选择合适的自我介绍方式。

• 今天是你 18 岁成人生日会，你的同学来参加，把他们介绍给你的父母。

• 你刚刚找到一份工作，老板带着你去谈业务，请递上自己的名片并做自我介绍。

• 上午 9 点钟，一名 72 岁的女性患者入住你的科室，请做一下自我介绍。

• 今天，医院开展活动，来自各家医疗单位的人员到场参会，请将卫计委丁科长和本院科教科科长付荣相互介绍一下。

• 你的朋友张三一直没有女朋友，正好你有一位女同学也没有男朋友，你介绍他们认识一下吧。

• 即将进入临床实习期的学弟王潇，他参加过全国护理技能大赛且是获奖选手，由你推荐到本院实习。

• 你是门诊护士，负责送就诊患者李奶奶到 9 楼内科入住治疗，该注意些什么？

• 甲医院来电邀请科室主任参加××学术研讨会议，主任正在手术台上，由你代接到电话，该如何处理？

（2）学生课前分组，做好角色分配准备，准备不同环境礼仪规范，衣帽整齐，头发符合护士着装要求。

【学生展示】

根据所给情况，分组开展角色扮演，展示护士交往所需的常用礼仪。

【评价】

1. 能力目标评价　是否掌握护士基本交往礼仪；交往礼仪应用是否规范。

2. 人文目标评价　是否认识理解规范护士交往礼仪在日常交流中的作用，形成较为规范的礼仪行为基础。

（李　悦）

实训项目五　求职面试礼仪训练

一、书面求职

【目的】

1. 掌握自荐信和简历的书写规范。

2. 熟悉应聘前的资料准备，掌握应聘时的应对礼仪。

3. 能灵活运用有效的书面沟通技巧与用人单位建立良好的信任与合作关系。

【内容与方法】

1. 内容　结合自己实际情况，写一份自荐信及个人简历。要求应用标准书写格式及书写内容，正确使用称谓语、问候语、致谢语等，恰当使用言谈沟通技巧。

2. 方法　以小组为单位，每个小组成员充分准备和撰写后在全班展示，授课教师进行点评并进行指导，对每个小组进行综合评价。

【训练及考核】

以小组为单位，将全班所有的自荐信及个人简历进行评比，选取优秀的进行展示，授课教师做考核登记。

项目	指标	标准（分）				得分
		优	良	中	差	
应聘礼仪	用语礼貌	10	8	6	0~5	
	语言清晰	10	8	6	0~5	
	速度适宜	10	8	6	0~5	
	仪表得体	10	8	6	0~5	
自荐材料	格式规范	10	8	6	0~5	
	内容完整	10	8	6	0~5	
	重点突出	10	8	6	0~5	
综合素质	目标明确	10	8	6	0~5	
	分析准确	10	8	6	0~5	
	心态成熟	10	8	6	0~5	
总分						

二、模拟面试

【目的】

1. 掌握求职者面试礼仪规范及注意事项。

2. 掌握面试前信息、资料准备。

3. 熟悉面试中的仪容形象、行为举止、应答礼仪及面试后礼仪等。

4. 灵活运用有效的面试沟通技巧与用人单位建立良好的信任与合作关系。

【内容与方法】

1. 内容 求职者面试前、面试中及面试后的礼仪。

2. 方法 以小组为单位，每个小组成员充分准备后在全班进行展示，授课教师进行点评并进行指导，对每个小组的面试情况进行综合评价。

情景设置：某医院由于新大楼的发展，现要面向社会公开招聘 25 名护理人员。

报名要求：

（1）身体健康，形象气质佳，身高 160cm 以上，五官端正，有较强的沟通能力。

（2）护理专业大专及以上学历，有护士执业资格证书。

（3）获取英语四级水平及计算机一级水平证书等。

报名办法：报名者需携带自荐信、个人简历、本人身份证及各项证书原件及复印件前往××医院行政大楼 201 办公室，报名时间：××年××月××日至××年××月××日，联系人：李老师，联系电话：×××。

【训练及考核内容】

1. 自我介绍 请进行 5 分钟的自我介绍。

2. 常见面试问题

考题目的	问 题
认识自己	1. 你认为自己有什么长处（短处）？ 2. 你平时有什么兴趣爱好？ 3. 你对你的朋友如何评价？ 4. 谈谈你的家庭情况。 5. 你觉得你与其他应聘者有什么不同？
职业忠诚度	1. 说说你的五年职业规划（晋升职称），打算如何实现？ 2. 除了日常护理工作，你还想发展自己的哪些方面？ 3. 为什么选择从事护理行业？ 4. 你如何看待加班？ 5. 你对本医院的工资待遇有什么要求？
实践能力	1. 你大学期间进行过哪些跟护理相关的实践？ 2. 学会了什么护理技能？还有哪些需要进一步学习？
团队精神	如何评价跟你一起合作的同事及领导？
对医院的了解	1. 为什么要来我们医院竞聘？ 2. 请描述一下我们医院的发展。
管理能力	如果你是护士长，你如何将你的科室管理得井井有条？
沟通能力	患者不配合输液，说是治疗没有效果，表情很不耐烦，你如何处理？
学习能力	1. 大学期间获得过什么奖励？ 2. 有无英语四级、计算机一级证书等？

3. 面试考核评分

考核项目	考核内容	优秀	良好	合格	不合格	得分
面试服装	服装整洁、大方、正式	10	8	6	4	
自我介绍	重点突出、内容详实	10	8	6	4	
作答礼仪	正面回答、条理清晰	10	8	6	4	
沟通能力	态度谦虚、反应迅速	10	8	6	4	
工作的理解	态度端正、热爱护理工作	10	8	6	4	
专业知识	基础知识扎实	10	8	6	4	
其他知识	知识较丰富、人文素养好	10	8	6	4	
对团队的认可	有合作意识，自我定位准确	10	8	6	4	
综合能力	有一定的分析能力，应变能力，创新能力等	10	8	6	4	
退场礼仪	进退适宜，退场以礼	10	8	6	4	
总分						

（周雯婷）

实训项目六　护患关系沟通能力训练

【目的】

1. 能在护患沟通中恰当运用语言沟通和非语言沟通技巧。

2. 能通过沟通与患者建立良好的护患关系。

【学时】

2 学时。

【准备】

1. 用物准备　病床、床头桌、椅子、治疗车、病历夹、病号服、白大衣。

2. 环境准备　模拟病房。

3. 师生准备　符合护士职业服饰礼仪、发型礼仪规范。

【护患沟通技巧训练】

案例 1

某医院急诊观察室，25 岁的小芳因发热 1 天就诊，躺在床上休息静脉滴注。19 岁的小兰因急性腹泻就诊，由男友陪伴。

小兰活泼好动，一面静脉滴注，一面投入地打电子游戏，并大声放着伴奏音乐，毫不考虑对周围其他人的影响。小芳请小兰将音乐声调小，但小兰并不接受，小芳忍耐多时、备受困扰，终于和小兰争吵起来、双方互不相让。

护士小刘查房时，发现问题，前来劝阻，但由于态度过于强硬，反而引起 2 个女孩子的反感，并将矛头指向了护士小刘，双方激烈争吵。不得已，小刘搬来自己的救兵护士长，在颇富经验的护士长的劝说调节下，2 个女孩和护士小刘最终相互理解了对方，2 位病友也和好如初。

（1）以上述病例为线索，表演哑剧。

（2）表演结束后，讨论在哑剧表演过程中，同学们运用哪些非语言沟通技巧？

（3）讨论小刘护士与患者发生冲突的原因。讨论作为一名护士，在运用非语言沟通技巧和患者进行交流时的基本要求是什么？讨论护士应如何承担好管理者的角色？

（4）讨论护士与护士长之间的关系应如何处理？

案例2

患者李某，女，72岁。患有高血压病15年。近日因血压不稳定而入院治疗。护士发现患者平时吃饭口味很重，喜食蘸酱菜，决定为患者做健康宣教，谈谈其饮食习惯对病情的影响。

（1）讨论说服他人的技巧有哪些？

（2）以上述病例为线索，进行表演。

（3）表演结束后，讨论在表演过程中，同学们运用哪些语言、非语言沟通技巧？

案例3

患者张某，男，45岁。刚刚被诊断为胃癌。患者情绪不稳定，时而郁郁寡欢、时而急躁易怒。

（1）讨论如何与患有肿瘤的患者进行交流？

（2）以上述病例为线索，进行表演。

（3）表演结束后，讨论在表演过程中，同学们运用哪些语言、非语言沟通技巧？

案例4

患者张某，女，28岁，孕39周。在家人陪伴下来医院待产。孕妇为初产妇，既感到高兴又有些担忧。

（1）讨论如何与分娩前的孕妇进行交流？

（2）以上述病例为线索，进行表演。

（3）表演结束后，讨论在表演过程中，同学们运用哪些语言、非语言沟通技巧？

案例5

患儿杨某，男，3岁。因小儿肺炎入院治疗。大夫准备为其进行抗感染治疗，安排值班护士小刘为患儿做青霉素过敏试验，小刘做好物品准备，来到病房。这时妈妈陪着患儿坐在床上。

（1）讨论如何与患儿进行交流？

（2）以上述病例为线索，进行表演。

（3）表演结束后，讨论在表演过程中，同学们运用哪些语言、非语言沟通技巧？

【评价】

1. 能力目标评价　是否能够灵活应用语言沟通、非语言沟通的基本技巧。

2. 人文目标评价　是否通过学习和角色扮演的方式加深了对患者及患者家属的了解和理解，并善于通过沟通技巧表达对患者的关爱；是否增进了对同行、对上下级的理解，并学会处理工作中与其他同事的关系的基本原则和方法。

（刘鸿慧）

实训项目七　护患冲突处理能力训练

【目的】

1. 能分析护患冲突的主要原因。

2. 能充分应用护患冲突的防范和处理技巧，提升应对护患冲突的综合能力。

3. 培养学生的团队协作精神，促进学生职业素养的形成。

【学时】

2 学时。

【准备】

1. 用物准备　模拟病房（病床、床头柜、床旁椅）、治疗盘（内有静脉输液用物）、催费单、纸巾等。

2. 环境准备　示教室宽敞明亮、便于学生观看、讨论。

3. 师生准备

（1）教师设置好 3 个案例，将学生分好小组，每小组 8～10 人。

（2）学生充分掌握护患冲突处理方法相关理论知识，根据老师的案例情景或自行选择的情景编排角色和内容。

【教师示教】

请一组学生根据课前布置任务进行情景剧表演，教师根据表演内容分析护患冲突原因及他们处理护患冲突的方法及技巧。

【学生展示】

1. 学生以小组为单位进行案例表演，其他同学在旁静观，注意观察各组表现。

案例 1

患者赵先生输液瓶的液体快输完了，他请一位刚要离开的患者家属带个口信给护士站的护士，请她们来更换液体。李护士闻后走进病房。

李护士："谁快完了？"（无人应声）"谁快完了？"（还是无人应声）（李护士看到赵先生的液体快输完了）"哦，是你快完了，怎么不吭声？"

赵先生："你这是什么话！大家都好好的，谁快完了？"

李护士："我说的是药液快输完了。"

赵先生："那你为什么不说清楚？有你这么说话的吗？"

案例 2

护士小王来到病房，对 5 床患者李先生大声说："欠费了，赶紧缴费去，如不缴费，今天就不能用药了。"说完将催款单丢在李先生床尾，转身准备离开了。李先生很生气，大声说："才几天又欠费，这个医院真的只会要钱呀，什么时候把我的病瞧好呢？"此时同病室的其他患者在一旁嘀咕着，护士小王意识到自己行为不妥，主动安慰李先生，避免一次争吵。

案例3

护士小钱在为患者孙大妈进行静脉输液，由于患者比较肥胖，小钱第一次失败了，正准备第二次注射时，孙大妈拒绝了，说钱护士太年轻，想找护士长帮他输液。小钱很生气地说："谁叫你那么胖，血管都不好找，找谁来都不一定能成功！"孙大妈立刻找到护士长投诉小钱，护士长了解情况后为孙大妈成功输液，事后狠狠教育了小钱，小钱也认识到自己的错误。

2. 表演完毕后，其他同学给予点评，讨论情景中主要护患冲突的原因，处理方法是否合理，然后小组间相互评分。

3. 教师点评：总结学生剧情设计是否合理，预防及解决护患冲突的方法是否正确。

班级：　　　　　学号：　　　　　姓名：　　　　　成绩：

项目	具体内容	分值	得分	备注
仪容仪表	妆容	5分		
	服饰	5分		
护患冲突处理过程及结果	护患沟通的开始	5分		
	护患冲突的原因、类型判断正确	5分		
	护患冲突的处理方法正确	15分		
	良好的护患关系的建立与维系	10分		
语言沟通能力方面	语言生动、规范，运用合理	10分		
非语言沟通能力方面	合理运用各种技巧	10分		
学习态度	积极、主动，课前准备充分	10分		
表演	表演自然，人物个性鲜明	10分		
综合素质	态度认真、应变能力，团结协作能力	15分		

【评价】

1. 能力目标评价

（1）能正确分析护患冲突的主要原因、类型。

（2）能运用护患冲突的处理技巧积极解决护患冲突。

2. 人文目标评价

（1）能严格规范自身的言行举止，避免护患冲突的发生。

（2）团结协作能力强，为今后建立良好的人际关系奠定基础。

（黄安莉）

实训项目八　护理工作中的沟通艺术训练

【目的】

1. 能熟练运用护理操作中的沟通艺术。

2. 综合应用礼仪和沟通技巧解决护理操作中的实际问题。

【学时】

2学时。

【准备】

1. 用物准备 治疗盘、病历夹、治疗车、输液用具。

2. 环境准备 模拟病房。

3. 师生准备 着装规范，熟悉相关理论知识。

【教师示教】

案例：患者李某，女，42岁，因呕吐腹泻到医院就诊，以急性胃肠炎收治入院，护士小罗遵医嘱为患者输液，在操作过程中应如何运用沟通技巧为患者做好解释工作。

1. 操作前解释

阿姨，您好！我是您的责任护士，我叫××。请问您叫什么名字？（我能核对一下您的腕带信息吗？）李×阿姨，由于您呕吐腹泻，为了给您补充丢失的水分，我需要按医嘱给您进行静脉输液，输入药物为××××。李阿姨，由于输液的时间比较长，现在陪您去卫生间，如果输液后再上厕所会有些不方便。

2. 操作中指导

（查看床号、药名）请问您是李×阿姨吗？药物已经准备好，下面为您输液。李阿姨，您想在哪只手输液呢？这条静脉挺好，就输这里（指右手手背）吧。扎止血带时可能会有点紧，请您忍耐一下。现在请您握拳，先消毒，再为您穿刺，穿刺时您可以把头转过去，一会就好。

3. 操作后嘱咐

李阿姨，液体已经顺利地输入，按照您的病情和药物的性质，调节滴速为60滴/分，请您不要自己随意调节。同时请您留心输液的右手，如需翻身或到卫生间，注意不要把针头扭动，以免针头自行出来，同时不要压住输液管。请问，李阿姨，您现在感觉如何？有没有不舒服？这样睡舒服吗？感谢您的配合。如果还有其他需要或不舒适，请您按这个呼叫器。现在请您好好休息，我会随时来看您。

您是李×阿姨吧？您今天的液体输完了，我现在给您拔针。（按压拔针）请您自己按这里3~5分钟，不要揉，不然会出血的。

【学生展示】

将全班同学进行分组，每组4~5人。结合案例及临床实际，进行情景模拟，真实反应操作中的沟通技巧。分组讨论总结沟通中的优缺点，学生和老师共同参与评价，教师指导，学生互评。

【评价】

1. 能力目标评价 是否掌握护理健康教育中常用的沟通艺术的技能。

2. 人文目标评价 是否认识理解护理操作中沟通艺术的作用，为以后护理工作中彰显护士良好的素质和职业特点打下基础。

（邓小良）

参考答案

第一章

1. C　　2. B　　3. C　　4. B　　5. E　　6. A　　7. B　　8. C　　9. B　　10. A

第二章

1. A　　2. E　　3. C　　4. C　　5. C　　6. D　　7. E　　8. C　　9. E　　10. D
11. E　　12. D

第三章

1. B　　2. C　　3. D　　4. E　　5. C　　6. E　　7. E　　8. A　　9. C　　10. C
11. A　　12. C　　13. C　　14. D

第四章

1. E　　2. C　　3. A　　4. D　　5. D　　6. C　　7. C　　8. D

第五章

1. C　　2. B　　3. A　　4. B　　5. A　　6. D　　7. B　　8. A　　9. B　　10. B
11. A　　12. C　　13. B　　14. A　　15. B　　16. A　　17. C　　18. B

第六章

1. E　　2. B　　3. C　　4. C　　5. D　　6. B　　7. D

第七章

1. E　　2. A　　3. E　　4. A　　5. E　　6. C　　7. C　　8. D　　9. D　　10. B
11. D　　12. C　　13. A

第八章

1. B　　2. A　　3. D　　4. B　　5. E　　6. C　　7. E　　8. E　　9. C　　10. D
11. C　　12. D　　13. C　　14. B　　15. A　　16. C　　17. D　　18. B

第九章

1. E　　2. A　　3. E　　4. C　　5. D　　6. E　　7. A　　8. E　　9. C　　10. B
11. C

第十章

1. B　　2. B　　3. A　　4. C　　5. C　　6. B　　7. C　　8. A　　9. B　　10. D
11. B

第十一章

1. E　　2. C　　3. B　　4. D　　5. D　　6. B　　7. C

第十二章

1. B　　2. D　　3. A　　4. A　　5. D　　6. D

第十三章

1. D　　2. B　　3. C　　4. B　　5. D　　6. C　　7. E　　8. B

参考文献

[1]孙元儒,韩悦.护理礼仪与人际沟通[M].北京:中国医药科技出版社,2013.

[2]李晓玲.护理人际沟通与礼仪[M].北京:高等教育出版社,2010.

[3]陈文.护理礼仪与人际沟通[M].南京:东南大学出版社,2011.

[4]刘淑霞.护理礼仪与人际沟通[M].郑州:河南科学技术出版社,2014.

[5]王亚宁,洪玉兰.护理礼仪与人际沟通[M].北京:中国医药科技出版社,2015.

[6]李辉,秦东华.护理礼仪[M].北京:高等教育出版社,2015.

[7]苗晓琦.护理礼仪与人际沟通[M].西安:第四军医大学出版社,2014.

[8]代红英,钟响玲.护理礼仪[M].北京:中国医药科技出版社,2013.

[9]邱萌.护士礼仪[M].上海:第二军医大学出版社,2011.

[10]秦东华.护理礼仪与人际沟通[M].北京:人民卫生出版社,2014.

[11]张雪霞,闫冬良.护理礼仪[M].上海:第二军医大学出版社,2014.

[12]罗珊,杨天琼.护理美学与礼仪[M].上海:上海交通大学出版社,2017.

[13]冯开梅.护理礼仪与人际沟通[M].北京:中国医药科技出版社,2013.

[14]雷容丹.护理礼仪与人际沟通[M].北京:中国医药科技出版社,2011.

[15]位汶军.护理礼仪与形体训练[M].北京:中国医药科技出版社,2009.

[16]耿洁.护理礼仪[M].二版.北京:人民卫生出版社,2011.

[17]孔令俭.护理礼仪[M].北京:军事医学科学出版社,2013.

[18]雄蕊,杨光云.护理礼仪[M].武汉:华中科技大学出版社,2011.

[19]冯蕾,张杪.医护礼仪与修养[M].北京:学苑出版社,2016.

[20]高燕.护理礼仪与人际沟通[M].北京:高等教育出版社,2014.

[21]林静.护理礼仪与人际沟通[M].南京:南京大学出版社,2014.

[22]吴玲,洪芳芳.人际沟通与护理礼仪[M].南京:江苏凤凰科学技术出版社,2014.

[23]彭小燕,张晓霞,王涛.护理礼仪与人际沟通[M].北京:科学技术文献出版社,2016.

[24]杨云山.护理礼仪与人际沟通[M].北京:人民军医出版社,2012.

[25]王静,周丽君.人际沟通与交往[M].北京:高等教育出版社,2012.

[26]英姿静,杨朝晔.人际沟通与礼仪[M].北京:中国科学技术出版社,2011.

[27]史瑞芬.护理人际学[M].北京:人民军医出版社,2013.